鼻整形 技术问答

徐　航　倪云志　主编

四川科学技术出版社

图书在版编目（CIP）数据

鼻整形技术问答 / 徐航, 倪云志主编. —— 成都：
四川科学技术出版社, 2022.3
ISBN 978-7-5727-0478-9

Ⅰ.①鼻… Ⅱ.①徐… ②倪… Ⅲ.①鼻成形术—问
题解答 Ⅳ.①R765.9-44

中国版本图书馆CIP数据核字(2022)第032445号

鼻整形技术问答

主编　徐　航　倪云志

出 品 人	程佳月
策划组稿	钱丹凝
责任编辑	税萌成
助理编辑	万亭君
封面设计	杨璐璐
责任出版	欧晓春
出版发行	四川科学技术出版社
地　　址	四川省成都市锦江区三色路238号新华之星A座
	邮政编码：610023　传真：028-86361756
成品尺寸	170mm×240mm
印　　张	7.75　字　数 150 千
印　　刷	成都市金雅迪彩色印刷有限公司
版　　次	2023年1月第1版
印　　次	2023年1月第1次印刷
定　　价	98.00元

ISBN 978-7-5727-0478-9

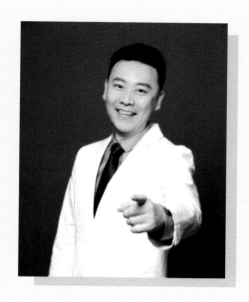

中华医学会整形外科学分会鼻整形专业学组委员

中华医学会整形外科学分会医美与艺术学组委员

中国中西医结合学会医学美容专业委员会鼻整形分会常务委员

中国医师协会美容与整形医师分会鼻整形专业委员

中国整形美容协会鼻整形美容分会委员

中国非公立医疗机构协会整形与美容专业委员会鼻整形分委会委员

美沃斯国际眼鼻整形大会特聘鼻整形导师

美国射极峰公司亚洲首批特聘高级专家

超体学院鼻整形修复专家团特聘专家

主编介绍 **徐 航**

　　徐航，副主任医师，从业 20 余年，专注于鼻整形 15 年。擅长疑难鼻部整形修复、眼部整形、面部年轻化及全面部整体打造等美容整形手术。曾在国家级核心期刊《中华医学美学美容杂志》《中国美容整形外科杂志》及国家级、国际型整形会议发表多篇关于大鼻头矫正、短鼻延长、鼻中隔重建、露鼻孔矫正、复杂鼻修复等鼻整形相关学术论文。参与翻译《达拉斯鼻整形术》《鼻整形术》《鼻整形术解剖与临床图谱》；参与编写《面部分区注射解剖图谱》《鼻整形手术精品集萃》，是学术素养与临床经验并重的整形外科医生。

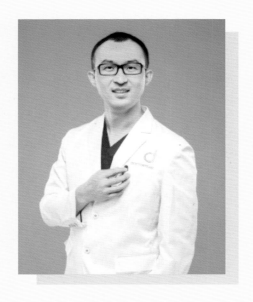

中国非公立医疗机构协会整形与美容专业委员会鼻整形分委会副主任

中国非公立医疗机构协会整形与美容专业委员会第一届委员会委员

中国整形外科协会鼻整形专业组委员

中国中西医结合学会医学美容专业鼻整形专家组委员

中国中西医结合学会医学美容专业吸脂与脂肪移植专家组委员

四川省美容整形协会鼻整形修复联盟特聘技术专家

中国康复医学会修复重建外科专业委员会第一届鼻整形修复学组委员

中国人民解放军科学技术进步奖获得者

船型隆鼻假体专利持有者

蝠鲼形隆鼻假体专利持有者

一种翼龙眉弓假体专利持有者

一种 w 型下颌假体专利持有者

一种双翼鼻翼基底假体专利持有者

主编介绍 **倪云志**

倪云志，副主任医师，硕士，毕业于中国人民解放军空军军医大学（原第四军医大学）整形外科专业。从事整形美容外科专业20余年，主要擅长疑难鼻修复、鼻畸形矫正、眉弓整形、脂肪形体轮廓重塑等美容及修复手术。曾在《中国美容医学》《中国美容整形外科杂志》《中华医学美学美容杂志》等国家核心期刊发表论文数篇；参与翻译《鼻整形术》；参与编写《鼻整形手术精品集萃》等书籍。

前言

　　随着科技与经济的发展，民众也在不断地提高对美的追求。越来越多的人开始关注与选择鼻部整形。但因为缺少对于鼻整形手术本身以及围手术期相关问题的了解，不少求美者只能"望鼻兴叹"。鉴于此，作者撰写本书，旨在用更通俗易懂的方式让更多求美者了解鼻整形的各种问题，供给求美者以作参考。

　　相较于眼周、颏部等部位，鼻部的结构更加复杂，由许多亚单位共同作用才呈现出了最后的鼻部形态，任何单个或多个亚单位结构的改变都可能影响鼻部最终的形态，进而对整个面部轮廓、比例以及个人气质带来影响。同时鼻部还与呼吸功能密切相关，一旦因为手术失误或其他操作失误，造成气道阻塞，会对求美者的生活质量带来重大影响，严重时甚至会影响生命安全。因此在鼻整形的手术方案设计时，一定要把保证功能放在最重要的位置，不能为了追求外形而对通气功能造成影响。

　　在我们为姣好的面容而欣喜的同时，切不能忘了整形手术本身属于外科手术的范畴，免不了手术风险，包括出血、感染、畸形等都是可能出现的并发症。虽然一个优秀的整形医生能够尽可能地为求美者规避相关风险，但仍然有可能出现一些意料之外的事情。因此求美者在选择整形手术之前，一定要充分了解手术的相关风险。对于那些对手术预期过高，或者完全不能接受手术风险的求美者，不建议其选择整形手术，尤其是鼻整形手术。

总的来说，整形手术是为人生锦上添花的一种选择。如果人生是一条大道，那么好的整形，就是为这条道路的两旁种上美丽的鲜花，但是永远不能让它干扰或取代主道。因此，对于求美者而言一定要在建立了良好的整形观之后，再选择整形手术。

最后，我们在此衷心感谢我们的恩师、同事、伙伴以及学生为我们提供的各种帮助，他们让我们更有能力和精力去追求技艺上的不断精进，为更多求美者带来福音。同时，也希望读者可以通过本书，对鼻整形和其他整形有更多的了解，能够更加理性地面对整形，做出最适合自己的选择。

徐　航　倪云志

目录

第一章　鼻整形之前，你需要了解的知识

一、基础知识类

二、手术相关类

三、心理辅导类

第二章　鼻整形术后的相关问题

第三章　非手术类鼻整形的相关问题

第四章 鼻部皮肤的相关问题

第五章 鼻整形术后的注意事项

第六章 与鼻整形相关的其他手术问题

一、关于脂肪填充的相关问题描述

二、关于鼻唇联合手术的相关问题描述

鼻整形之前，
你需要了解的知识

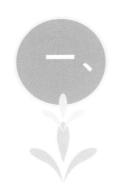

一、基础知识类

1. 为什么硅胶假体植入后，有些人的鼻子会越来越短，越来越露鼻孔？

硅胶假体植入鼻部后会产生包膜。因为人体有免疫系统，任何病毒、细菌、异物进入体内，人体的免疫系统都会产生反应。硅胶假体作为异物，植入人体以后要被人体产生的纤维组织包裹，从而产生包膜。如果包膜形成较厚或形成后受到刺激，比如术中剥离腔隙小、术后撞击出血或者感染等因素，包膜会持续增生、增厚，到一定程度，就会发生挛缩，包膜组织向上牵拉鼻部的软骨及软组织，导致鼻尖上旋，使鼻子越来越短、鼻孔朝天、露鼻孔。

2. 鼻子过短，皮肤弹性差，如何在手术前增加皮肤松弛度？

短鼻畸形、挛缩鼻、鞍鼻等都会有鼻子过短，皮肤及黏膜过紧、张力大、皮肤弹性差等情况，可以手术前3个月到半年在专业医生指导下,对鼻部张力比较大的部位进行牵拉，以增加鼻部皮肤和黏膜的延展性，减小张力，增加弹性。此举可以有效降低术后延迟愈合的发生率，降低软骨吸收率，降低手术风险，达到更好的手术效果。

3. 如何判断自己是否是瘢痕体质？

有的人觉得受伤后会留疤就是瘢痕体质，这是不对的。判断自己是否是瘢痕体质，可通过查看身体受伤破损部位在恢复愈合后是否会出现颜色较深、不停增生长大的瘢痕，并且经历了半年，甚至更久的恢复期，瘢痕不但不缓解甚至越来越严重，如果有这种情况，则为瘢痕体质。即使是非瘢痕体质的人，出现损伤也会在半年到一年出现增生、发红，但这是人体伤口恢复的正常反应，往往会随着时间推移逐渐好转，增生逐渐消失，颜色逐渐由红转白。如果是这种情况，则属于正常体质，不是瘢痕体质。

4. 身上有瘢痕增生的情况，面部是否可以做整形手术？

人体不同部位，增生情况是不同的。前胸、关节处

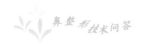

往往易出现瘢痕增生。而面部属于不易增生的区域。判断面部是否可以做手术，医生可以先观察面部其他地方的瘢痕，比如文眉、文眼线后的情况，扎耳洞的情况，痘印情况。如果无异常，则可以进行整形手术。

5. 为什么做鼻整形时建议搭配脂肪填充？

鼻整形会增加面部的立体感。而脂肪填充到面部，会起到一个过渡、修饰轮廓的作用，让我们的面部更为柔和。在鼻整形手术当中，通过脂肪填充，会使鼻子和周围组织过渡更为柔和、协调，整体看起来更自然。

6. 为什么无论做不做鼻整形，在笑的时候鼻子都会显长？

因为笑的时候鼻翼在两侧肌肉作用下正常上提，而鼻小柱被鼻尖软骨支架（做过鼻整形的）、鼻中隔（未做过鼻整形的）顶住无法上移，出现正位笑容时鼻小柱下探，显得鼻子变长、变尖。这类情况无论做不做鼻整形都会发生。

而对于降鼻中隔肌发达的案例，这种情况就更明显。鼻整形术后更多是静态效果，如果过多要求动态效果，往往会出现静态时效果、形态不理想。（见图1-1-1）

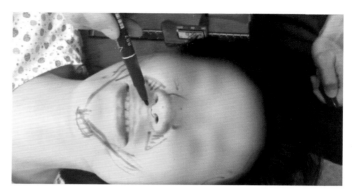

图 1-1-1

7.想面部整形，先做脂肪填充，还是先做鼻整形？

如果脂肪填充只是个别部位则无所谓先后；如果是想要做整体面部的塑形，建议同时进行。脂肪可以增加五官之间的过渡，其对于鼻整形的意义在于让鼻整形在术后更为柔和自然。如果因各种原因须分期手术，就优先做鼻整形，但是一定要记住，如果术后鼻子显得突兀，增加一些脂肪填充就会改善很多。

8.鼻梁不用假体还可以用别的吗？

（1）如果鼻梁不用假体，肋软骨会是第一选择。不过需要拍CT，看一下肋软骨钙化情况，只要没有严重的钙化，鼻背移植物长度足够，即可用肋软骨。（见图1-1-2）

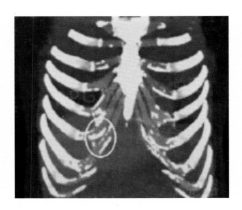

图 1-1-2

（2）除此之外还可以用自体软组织如：筋膜、真皮等，但是抬高有限。若抬高幅度在 3 mm 以内是可以考虑使用真皮组织的，但是外形易臃肿，立体感欠佳。

9. 有甲状腺功能亢进症可以做鼻整形吗？

甲状腺功能亢进症，简称甲亢。患有甲亢是可以做鼻整形手术的，但是需要检查甲状腺功能（T_3/T_4）、基础代谢率、心率等。如果疾病处于稳定期是可以做的，需要注意预防甲状腺危象；如果长期服用治疗甲亢的药物，导致白细胞降低、抵抗力变差，则需谨慎考虑是否手术及选择合适的手术时机。

10. 有鼻炎可以做鼻整形吗？

有鼻炎是可以做鼻整形手术的。但是一定选择在缓解期或者稳定期进行手术，以减小术后鼻部感染的风险。

11. 什么是海鸥线？

我们正面看鼻小柱到鼻翼的过渡曲线，像飞翔的海鸥，大家把这条线叫作海鸥线。（见图1-1-3）

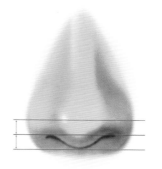

图 1-1-3

12. 长鼻没有海鸥线，但不想再长了，怎么能做出海鸥线呢？

对于长鼻海鸥线不明显的，不建议进一步下推鼻小柱让海鸥线变明显，因为这种操作有可能让鼻子更长。建议通过适当后退鼻翼缘，增加鼻孔暴露的方法，让海鸥

线变明显。（见图 1-1-4）

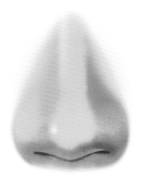

图 1-1-4

13. 鼻整形术后应如何护理?

（1）鼻整形术后要严格遵守医嘱。

（2）术后 2~3 天肿胀最明显，可冰敷减轻肿胀；也可口服消肿药物帮助消肿。

（3）鼻腔内填塞物禁止自行取出。

（4）用浸湿过生理盐水的棉签清理鼻腔，不要用手指、纸巾等接触鼻腔。很多感染是从鼻小柱侧面黏膜感染开始，进而扩散到全鼻，甚至全身的。

（5）鼻腔清理不够干净，鼻腔分泌物堆积，容易造成黏膜持续受压而继发毛囊炎、黏膜破溃。当然也要避免过度清洁护理，这样容易造成鼻腔黏膜缺损，严重地影响鼻腔黏膜的抵抗力，极容易引发毛囊炎、黏膜破溃、出血。

（6）术后1个月内避免剧烈运动（如跑步、打球等），避免佩戴框架眼镜。

（7）术后3个月内严格忌口，尤其注意辛辣刺激性食物及烟酒。

14. 欧美人多数为大鼻头是什么原因？

欧美人大多鼻翼软骨发达，同时皮肤又特别薄，容易有天生的软骨显形，盒形鼻头也是这个原因。而亚洲人常见的大鼻头更多是皮肤软组织厚。由于软骨原因导致的大鼻头比软组织原因的大鼻头更易矫正。

15. 处理鼻基底凹陷可以改善哪些问题？

鼻基底中，鼻小柱基底的作用要远远大于鼻翼基底。鼻小柱基底凹陷的改善往往可以缓解凸嘴并适当改善中面部凹陷，改善上唇形态，有利于正常鼻唇角度的建立。鼻翼基底饱满可以缓解中面部凹陷，改善鼻唇沟。

16. 鼻翼基底过于饱满会造成什么影响？

过度追求鼻唇沟的平，甚至绝对饱满，这有可能带来中面部高点从苹果肌下移，导致不自然，可能呈现衰老下垂外观。大家一定要知道，漂亮是一个整体，好看的

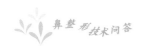

面部一定是凹凸有致，鼻翼基底本身就应该是面部的凹陷部分，该凹陷的都饱满了，不就成"包子"了吗？这就是为什么有些人鼻基底很饱满，但是并没有漂亮，反倒显得不自然、不美观的一个原因。

17. 为什么鼻整形术后早期鼻尖会微翘一点？

为了对抗鼻尖软骨远期的吸收，医生一般都会把吸收率考虑进去，鼻尖略翘，等鼻尖吸收一点，恢复稳定后就接近求美者想要的直鼻了。

18. 爱挖鼻孔有什么坏处呢？

（1）出血

由于鼻腔黏膜中有着非常多的毛细血管，如果手指频繁、用力地抠挖，很容易使毛细血管受损或出血。而且有些出血可能是持续性的，要很长时间才会恢复。

（2）损伤鼻毛

鼻毛可以阻拦空气中大部分的粉尘、病原体等有害物质进入鼻腔内部，并且防止它们随着呼吸运动进入肺部。如果经常挖鼻腔分泌物，会损伤鼻毛导致呼吸道的第一道防线被破坏。

（3）诱发感染

这也是最严重的情况，由于人的指甲缝里携带大量细菌，当用手指清理鼻腔时，指甲缝内的细菌可通过破损的鼻黏膜进入人体，从而诱发感染。

19. 硅胶隆鼻可能出现哪些问题？

硅胶隆鼻是沿用了几十年的鼻整形方法，有其优点，也有其缺点。硅胶隆鼻可能出现以下问题：①对形态影响。硅胶植入人体内后，组织会形成包膜包裹硅胶，而受个人体质影响或某些刺激（多为炎性刺激）下可能会发生包膜挛缩，形成挛缩鼻。这就是为什么有些硅胶植入鼻背后，出现鼻子逐年变短、鼻翼退缩、露鼻孔增加的原因。②硅胶植入鼻背也会导致远期骨性结构的压迫性吸收（鼻骨吸收），这也是远期鼻背变塌的原因。

20. 硅胶假体远期需要更换吗？

硅胶假体远期存在老化和部分钙化问题，但对于更换年限，目前没有相应的文献描述。如果某些求美者想更换，我们一般建议10年左右更换。但临床上有些时候是必须进行更换的，一般需要根据局部症状判定。如果出现明显的形态变化、局部炎症，或周围组织被顶得过薄或穿出等情况时，则必须更换或取出硅胶假体。

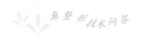
21.改善露鼻孔可以让外观看起来更有亲近感吗？

　　曾经有求美者反馈正位时露鼻孔多，视觉上会让鼻尖过尖、过窄，有可能会显得"凶"。而露鼻孔减少后往往鼻头显得圆润，圆润的外观会让人显得没有"攻击性"，看着也会更加柔和。所以，对于想拥有亲近感外观的求美者，可以通过减少鼻孔暴露来实现。

22.鼻整形手术前你都需要做什么准备？

　　1）适当地了解鼻整形相关科普知识

　　主要原因有两点：①对于术前与医生面诊有很大帮助，可以和主刀医生更有效地沟通，准确了解医生的建议。不然很容易出现面诊时听"天书"的感觉，不利于沟通。②对了解术后恢复期有很大帮助。很多人在术后恢复期会很焦虑，因为这个时候肿胀明显，可能会出现各种难以接受的外观。但是当了解相应的科普知识后，你会知道这是整形变美的必经之路，你会了解什么是正常的术后反应，会更有信心、更有耐心地等待恢复。

　　2）人的美是一个整体，而不是局部

　　做任何事情都需要有方向，做整形手术也不例外。首先自己一定要清楚、客观地了解自己面部整形的方向性问题：我们把方向性的问题分为整体、局部两方面，又将整体的方向性问题分为以下几个方面。

（1）面部是否过平、缺乏层次感（上庭体现轮廓感的眉弓、眉心是否饱满；中庭体现轮廓感的鼻子、苹果肌、颧骨是否饱满；下庭体现轮廓感的下巴翘度是否足够）。

（2）是否存在中面部凹陷（外观多呈现鼻子轮廓不够明显，苹果肌、颧骨过平，鼻翼基底、鼻小柱基底凹陷）。

（3）是否存在嘴凸外观（是否存在鼻尖高度、下巴翘度的不足）。

（4）是否存在脸型过宽、过圆、过窄、不对称等（骨骼因素还是软组织因素导致）。

（5）是否存在上、中、下庭比例失调。

了解整体方向的重要性在于有利于指导面部综合调整的方向，从而确定手术项目优先级，优先选择对面部整体改善最大的项目。同时不至于出现整体风格不统一，避免做了很多整形项目，并没有太多加分，反而减分。大多数情况下，对于面部综合打造来说，整体方向性重于局部。忽视整体性而进行手术，即使局部改善明显，也可能出现局部与整体不协调的情况，让局部与整体格格不入，显得过于不自然。

3）选择合适的案例作为参考

建议一定要选择基本情况和自己类似，术后效果也达到自己预期的案例作为参照，并且尽可能参考"同一个人"的正、侧、仰等不同角度的照片，尤其是自己关心的角度，一定尽量达到自己的预期。这样才有真正的参考意义。不然，不合适的模板照很容易误导医生。如果没有合适的模板照片，建议和医生进行详

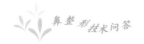

尽的沟通（喜欢、不喜欢的类型），更直观的方式可以做 3D 模拟。

4）正确地了解、面对风险

医生无法完全规避术后的特殊情况以及远期有可能发生的软骨及软组织变化，尤其对于一些多次修复的案例。所以，求美者要对鼻整形、对风险有一个正确的认识，风险虽然很小，但是无法完全避免。不过要相信医生会尽全力对待每一个求美者。

23. 长鼻变短困难吗？

单纯想要长鼻变短很容易，主要通过降低鼻根起点以及上缩鼻小柱、鼻尖实现。但不是每个人都适合这种操作。因为有可能会引起海鸥线过平或鼻根变低的问题。有时还会出现调整后的局部鼻形态与面部整体轮廓不协调的问题。这类长鼻能不能缩短，往往是先看整体的比例再来决定。

24. 是不是个子高的人中面部过长的偏多？

个子高的人多数头部骨骼发育偏大，当上颌骨发育长的时候脸部中庭就会长。而中面部过长往往没有什么太好的办法改善，对于某些类型的鼻子，比如箭头鼻，或鹰钩鼻的中面部长，可以通过缩短鼻子改善中面部长度。也就是对于鼻小柱、鼻尖下垂的类型，通过上缩鼻

小柱、鼻尖来缩短鼻子。上缩幅度多少以不出现鼻小柱
退缩外观为准。只要整体比例适合，中庭长也不一定是
缺点。

25. 鼻翼缘退缩的原因有哪些？

鼻翼缘退缩分为先天性的退缩和后天性的退缩，其
产生因素与鼻翼软组织及软骨有关。先天或后天性的外
侧脚尾侧与鼻翼缘之间软组织量不足，或外侧脚尾侧缘
位置偏头侧均可导致鼻翼退缩。现在，后天性鼻翼缘退
缩最常见的原因是鼻整形。

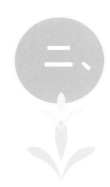

二、手术相关类

1. 对于肿胀和瘢痕增生的预防及治疗方式？

（1）预防水肿的方法：避开月经期进行手术，至少提前一周停用活血化瘀的药物；术中操作轻柔，严格止血，围手术期预防性应用类固醇激素，辅助应用消肿药物。

（2）减轻早期水肿最好的处理方法包括：术后24~48小时冷敷、头部抬高、胶布固定和术后清淡饮食，务必遵从医嘱。

（3）晚期水肿实际上是一个瘢痕重塑、组织恢复的过程，因此后期持续的水肿主要还是需要时间，让它自己慢慢消退。胶布压迫固定软组织，对早期和晚期水肿的消退都有很好的帮助。

（4）对于瘢痕增生，重在预防，大鼻头会比正常鼻部更容易增生。①术中严格止血；②术后进行压迫，恢复中远期在医生指导下按摩，加速肿胀消除的同时，减缓瘢痕增生；③药物治疗：类固醇激素注射也有助于控制瘢痕增生，根据临床表现，可在术后一个月开始注射，少量多次注射，间隔 4~8 周重复注射一次。若瘢痕增生严重影响鼻部形态及美观则需要在恢复 6~12 个月行手术处理。

2. 如何预防血肿？

（1）对于身体基础状态不佳、有血液病，或是在生理期的求美者，建议取消手术或者延迟手术。

（2）术中要避免粗暴操作，严格止血。

（3）对于术中渗出明显、出血的，建议术后负压引流，全身给予止血药。

（4）术后外固定加压包扎。

（5）需严格按照术后注意事项执行，避免过度活动或者情绪激动引起血压升高。

3. 对于鼻尖手术，应该如何选择软骨材料？

对于鼻尖的支架搭建，可以选择耳软骨、肋软骨或鼻中隔软骨。软骨根据基质的不同，分为透明软骨、弹性软骨和纤维软骨，其中透明软骨和纤维软骨都含有胶原纤维，弹性软骨含有弹性纤维。鼻中隔软骨和肋软骨都属于透明软骨，耳软骨属于弹性软骨。

（1）耳软骨较软，具有一定的弹性和韧性，且有一定弧度，用于鼻尖的塑形，术后触感真实、柔软、自然，可随意揉捏。不足点是取材量有限，支撑力不足，后期因软骨吸收或者力量减弱易导致鼻尖下降。适用于：①鼻部基础条件好，张力较小者；②耳软骨量充足，支撑力好者；③追求自然鼻形者；④不接受鼻头触感较硬者。（见图1-2-1）

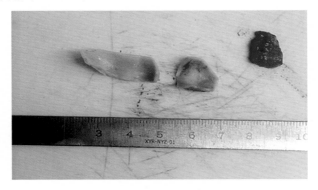

图1-2-1

（2）鼻中隔软骨，它是鼻子的承重部位，切取量有所限制，避免切取过多，造成支架支撑力不足，引起鼻梁塌陷、偏曲。多根据求美者自身的条件，比如皮肤张力适当，鼻头大小合适，可以结合耳软骨一同使用。（见图1-2-2）

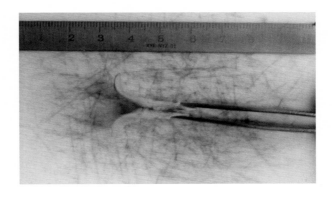

图1-2-2

（3）肋软骨。肋软骨供量丰富，取材容易，供区不易出现变形。肋软骨较硬，支撑力好，可塑性强，既可放置于鼻尖塑形，也可放置于鼻背骨膜下，垫高鼻梁。由于肋软骨是硬性支撑，置于鼻尖，手感较硬，不如耳软骨真实自然。适用于每一个人，对于大鼻头、皮肤张力较大的，使用肋软骨效果会更好。图1-2-3分别是鼻中隔软骨、耳软骨、肋软骨。

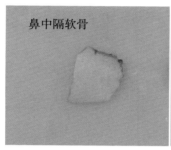
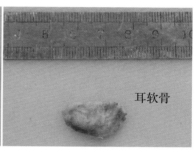
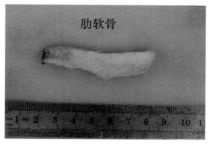

图 1-2-3

由于每个人的鼻子情况不相同，具体如何选择软骨材料，最终还是需要医生结合求美者的实际情况来进行选择。

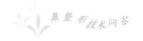

4. 鼻整形术后为什么要进行鼻腔填塞？

为了压迫消肿，防止术后鼻中隔区域出血及水肿；对于做鼻中隔偏曲矫正、鼻中隔重建，或鼻中隔剥离范围较大的求美者，鼻腔填塞可起到压迫复位和重新固定的作用，也能起到支撑作用，有利于支架结构的稳定，避免偏斜或者扭曲。

5. 鼻整形术后鼻腔一般用什么填塞？填塞时间是多久？

（1）膨胀海绵。（见图1-2-4）

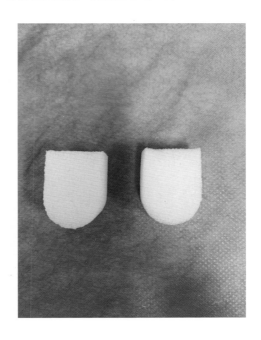

图1-2-4

（2）油纱卷。（见图1-2-5）

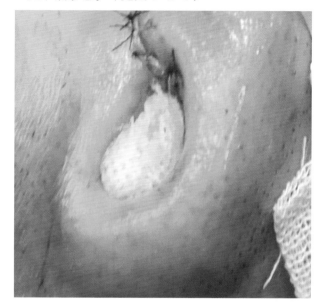

图 1-2-5

（3）碘仿纱条。（见图1-2-6）

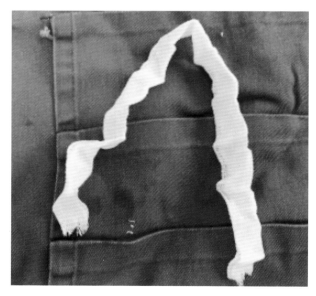

图 1-2-6

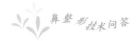

（4）鼻中隔夹板。（见图1-2-7）

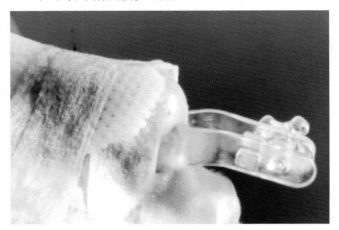

图1-2-7

具体用哪种方式填塞，医生会根据求美者术中的情况和术后的需求来选择。填塞的时间：如为了压迫止血，一般至少2天时间；如为了固定重塑，一般一周左右。填塞的时间也会根据实际需要来设定。

6.鼻整形一定要动鼻中隔吗？

鼻整形就好像盖房子，鼻中隔就是这座房子的"地基"。因为医生需要将支撑鼻尖的软骨移植物在鼻中隔上进行缝合固定，所以绝大部分鼻整形手术都需要对鼻中隔进行一定的分离（见图1-2-8）。医生有时也会把鼻中隔作为软骨供区取一部分鼻中隔进行软骨移植，只要方法得当，不会出现鼻中隔偏曲、塌陷的问题。

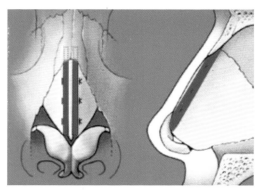

图 1-2-8

7. 做鼻整形都会有哪些切口？

1）鼻子

（1）开放式切口：鼻小柱处倒 V 形切口、阶梯形切口、正 V 形切口、W 形切口 + 联合双侧鼻前庭切口。

（2）闭合式切口：鼻小柱无切口，切口在鼻小柱侧方 + 联合双侧鼻前庭切口。（见图 1-2-9）

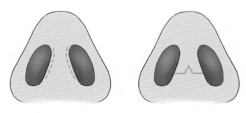

闭合式切口　　　　　　倒 V 形切口

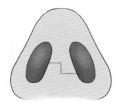

阶梯形切口

图 1-2-9

2）肋软骨

肋软骨切取的瘢痕通常在乳房下皱襞的地方。（见图
1-2-10）

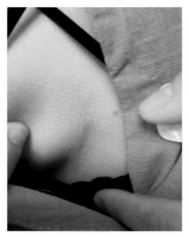

图1-2-10

3）耳软骨

（1）耳前入路：耳甲艇、耳甲腔距对耳轮约3 mm。
（见图1-2-11）

（2）耳后入路：耳部接近颅耳沟。

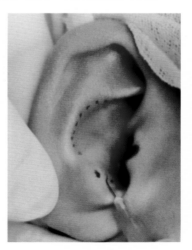

图1-2-11

8. 如何判断自己术前的鼻通气功能是否有问题？

自身感觉是很重要的一个指标。有一个简单的方法可验证鼻孔两侧通气情况：分别堵住一侧鼻孔后用力通气，通过两侧通气声音判断两侧通气情况。鼻镜及 CT 等检查是首选检查，必要时可于耳鼻喉专科行鼻通气功能检测。

9. 鼻整形术中什么时候需要软组织移植？

软组织对恢复鼻部皮肤软组织平滑度、增加厚度、掩饰软骨棱角等方面起到不可或缺的作用，也可以避免假体透光、消除边界等不自然的手术痕迹。往往对于已经出现皮肤过薄，或预计可能需要面对很大张力的部位，或者需要遮盖原始的一些不对称的情况，可能需要用到软组织移植。

10. 常见的软组织移植都有什么呢？

医生常说的自体软组织有耳后筋膜、腹外斜肌腱膜、腹直肌腱膜、颞深筋膜、肋软骨膜、臀沟真皮、脱细胞异体真皮等。

11. 软组织移植后的变化规律是什么？

软组织移植术后，往往早期鼻部肿胀会比较明显，随着恢复会逐渐地变窄、变小、变低。这种变化主要是因为水肿消退及软组织部分吸收导致。而吸收率，主要与皮肤的张力及局部血运有关。也就是要求鼻越高挺的，

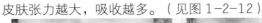

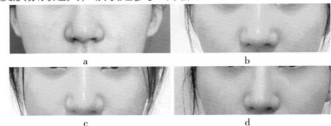

皮肤张力越大，吸收越多。（见图 1-2-12）

图 1-2-12
注：abcd 依次为术后早期到远期的鼻部形态变化。

12. 鼻小柱偏斜可以矫正吗？

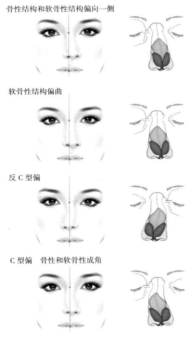

骨性结构和软骨性结构偏向一侧

软骨性结构偏曲

反 C 型偏

C 型偏　骨性和软骨性成角

图 1-2-13

鼻小柱偏斜的原因往往与鼻中隔的偏正及内侧脚的形态有关。对于鼻小柱偏斜大部分是可以通过手术完全矫正的，对于因鼻中隔偏斜引起的鼻小柱偏斜，进行鼻中隔矫正后，往往鼻小柱也会变直。但是在一些特殊情况下，当鼻小柱扶正后，鼻正位的外观反而出现了偏斜，不能同时保证鼻小柱与鼻正位都不出现偏斜，这种鼻小柱偏斜是不能矫正的。这也是医生经常说的为了正位的效果，要牺牲仰位的鼻小柱形态及鼻孔对称性。（见图 1-2-13）

13. 鼻翼基底凹陷程度不同会引起鼻整形后鼻子偏斜吗？

鼻翼基底凹陷程度不同还是会影响到鼻尖，当鼻尖抬高后，鼻翼两侧的拉力不同，从而让鼻尖两侧受力不均，易导致鼻头的偏斜。这种影响，可在术中进行鼻翼基底凹陷改善，术后也可以配合一定的按摩降低偏斜发生率。

14. 鼻孔不对称可以矫正吗？

鼻孔不对称的矫正是鼻整形的一个难点，尤其对于术前差别很大的人。鼻孔不对称主要包括鼻孔的大小、形态不对称，往往与鼻中隔、鼻翼、鼻槛、内侧脚等很多鼻整形亚单位结构形态有关。因为涉及的亚单位结构太多，对称的鼻孔需要诸多亚单位结构形态接近，这点不易达到。（见图1-2-14）

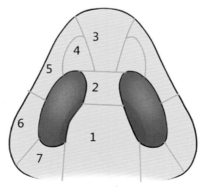

1 鼻小柱底
2 中央小柱
3 小叶下三角
4 软三角
5 小叶
6 翼底
7 鼻堤

图1-2-14

15. 是不是取了鼻中隔软骨鼻子就没有支撑了？

医生在取鼻中隔软骨时通常是取鼻中隔后上方的软骨，同时保留足够宽度的 L 形软骨支架，来维持鼻部的形态。但是大量地切取的确会导致鼻中隔支架的塌陷。因此如果将鼻中隔作为软骨供区时，需要操作医生有足够的临床经验维持鼻中隔强度。只要操作适当，不会对鼻子形态有任何影响。

16. 怎么判断鼻中隔软骨有没有被取过？

（1）医生进行触诊，看看鼻中隔软骨是否存在缺损（这种方法不是绝对准确）。

（2）用软骨剥离器深入一侧鼻腔内，对比鼻中隔后上方与尾侧的透光情况，若有差别，则可能被取过（这种方法不是绝对准确）。

（3）最准确的判断方式还是需要术中打开，看到鼻中隔的情况，即使鼻中隔软骨被取过，甚至是大面积缺损，对于有经验的医生也可以通过鼻中隔重建来恢复它的功能。

17. 鼻小柱用什么材料支撑最好？

毫无疑问用自身的材料是最好的，自身的材料也就是各种软骨（耳软骨、鼻中隔软骨和肋软骨）。如果用假体来支撑鼻小柱，将来很容易出现一些不可控的因素，比如假体穿出黏膜、感染等。

18. 什么样的求美者适合耳软骨鼻整形呢？

（1）皮肤张力小，弹性好，活动度大。

（2）自身鼻部高度和长度基础较好。

（3）追求自然风格，没有期望鼻部抬高过多。

（4）对于术后远期鼻尖有可能下降有充分心理准备者。

（5）选择的医生能力较强，对耳软骨有把控力。

19. 鼻翼加厚是怎么做的呢？

比较常见的鼻翼加厚是把软骨加到鼻翼里边，增加鼻翼体积，形成"三明治"结构，达到增加厚度的效果。也可以通过植入软组织的方式增加鼻翼的厚度。

20. 短小鼻需要怎么去改善？

改善短小鼻需通过稳定而强大的软骨支架，把鼻子延长、抬高。但是这种操作会让鼻子更加小，所以短小鼻不能做得过高；增高、延长的同时需要进行鼻翼基底松解；并使用鼻头、鼻翼扩张方案，维持鼻子的正常宽度。对于皮肤比较紧的短小鼻，建议在术前做一段时间的牵拉，使鼻部皮肤松弛，以达到更好的术后效果。

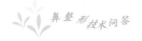

21. 隆鼻假体取出后，什么时候可以再手术？

假体取掉后不存在不能手术的问题，但选择调整的时机、方法很重要！

对于形态不满意的情况：

（1）对于刚做完手术处于恢复早期的（术后1~3月），鼻背形态都会显得高、宽，随着恢复会逐渐降低、变窄，越来越自然，一般来说鼻梁的形态稳定至少需要6个月时间。而对于鼻背应用膨体的，因膨体压缩会在术后中远期（1年以上）出现鼻梁降低，达到较稳定的形态，所以术后早期就着急取掉假体是非常不明智的。

（2）对于已经恢复6个月以上的，如果说觉得不喜欢，在取出来的同时就可以进行调整。如果鼻背应用膨体材料，术后觉得鼻背高、宽，可先进行按摩，如果按摩无效，再进行调整手术。

特殊情况：

如果有假体排异或感染的情况需要取出假体，先让这一期手术完全愈合，恢复6~12个月，组织足够松弛时再行调整手术。对于这类求美者医生一般会指导他对鼻子局部进行一定的按摩牵拉，为后期调整手术做软组织准备。对于调整手术的鼻背选材一般会建议自体肋软骨或硅胶材料。

22. 鼻整形用开放式入路与闭合式入路有什么区别？

开放式入路与闭合式入路最大的区别在于鼻小柱正面是否有切口。开放式入路在鼻小柱的切口往往是倒 V 形或阶梯形切口。这种入路最大的优点就是直观可视，会让操作更方便、准确。尤其对于多次鼻整形的修复案例更推荐开放式入路。

闭合式入路在鼻小柱的正面没有切口，手术切口往往做在鼻腔内或鼻小柱两侧。对于张力不大或要求改善不大的案例可以选择，但因为不是直视下操作，不易控制移植物的对称性及稳定性。（见图 1-2-15）

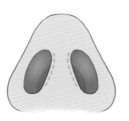 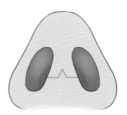

闭合式切口   倒 V 形切口

图 1-2-15

23. 用假体或肋软骨垫鼻翼基底有什么区别？

（1）肋软骨

现在很多医生将肋软骨切成小颗粒，装入 1 mL 注射器中，注射到鼻翼基底附近。优点在于：自体组织不存在排异，抗感染能力强，过渡相对不明显、不易摸到。缺点是后期会有一定的吸收，不易取出。如果集中注射易形成块，个别术后远期对表情有影响。对于基底凹陷的改善程度受软骨成活率影响。成块的肋软骨也可以植入，不过易滑动，不易固定。

（2）假体垫高鼻翼基底

多为膨体、硅胶，效果直接，不存在因组织吸收导致的效果减弱。可能会触到假体边界，但不影响外观，个别会对表情有一定影响，但可以全部取出。基底改善效果受假体的厚度及材质影响，如果用膨体其远期有一定压缩率，如果用硅胶可能有压迫性骨吸收。

24. 做肋软骨鼻综合到底会在鼻子里放置多少软骨移植物？对通气功能有影响吗？

鼻综合是通过自体软骨移植物来塑造鼻头形态的。软骨移植物主要分为鼻尖支撑结构移植物、鼻尖移植物、鼻翼移植物。

鼻尖支撑结构移植物：通常情况下，亚洲人多需要增容手术，即需要进行鼻尖的抬高、延长、鼻翼退缩及露鼻孔过多的调整。这类增容手术要克服皮肤、软组织的张力，往往需要坚强的鼻尖支撑结构，不然易在远期因软骨吸收、瘢痕挛缩而出现鼻尖下降过多或形态上的过多变化。图1-2-16为较多软骨移植的示意图，多应用于复杂修复鼻整形，一般鼻整形应用移植物数量较图中所示少。

是否对功能有影响：一般不会，如术前本身有鼻甲大等原因导致的通气不畅者，术后有加重的可能，故术前应充分检查、评估，以避免术后通气不畅。

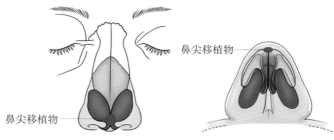

图 1-2-16

鼻尖移植物：移植物应用多少往往和术前基础有关，抬高、延长都需要软骨移植物实现，而对于一些疑难案例，尤其是需要改善鼻翼退缩、鼻翼软骨重建的或需要较多鼻尖部分形态处理的，则需要额外增加多片软骨移植物。

是否对功能有影响：无。反倒是对于外侧脚的加强有利于改善内鼻阀通气功能。

鼻翼移植物：软骨移植物用量相对少，一般一侧一片移植物。

是否对功能有影响：无。可以改善外鼻阀通气。

总的来说，鼻整形的原则是，在保证功能的基础上，通过多种软骨移植物的植入，获得更好的鼻子形态。

25. 怎么改善大鼻头？

从专业角度来讲，大鼻头的改善，不仅仅是一次手术，而应该是一系列的调整。包括第一步的手术调整，第二步的术后按摩，以及后续的瘢痕针注射。

去除软组织只能作为术中的一个环节，不建议过度。

过度去除可能造成的影响：

（1）可能会导致术后渗出增多，增加血肿风险导致术后增生明显。

（2）去除过多组织，血运不好很容易导致皮肤坏死。对于术中处理，主要通过增加鼻尖支架支撑力，缩小支架结构，增加支架陡度，同时进行内切或外切鼻翼来改善。

切记！改善大鼻头应该是一系列的调整，而不仅仅是一次手术。

26. 什么是"中线"鼻整形？

露鼻孔、鼻翼退缩矫正技术是鼻整形的难点，不易掌握。尤其对于皮肤紧、露鼻孔多、鼻翼退缩严重的求美者，往往难获得好的矫正效果。鼻翼退缩矫正不足在鼻整形的恢复期可能会出现下列现象：术后早期鼻头形态、鼻翼情况都比较正常，但是恢复 12~24 个月或以上时易出现鼻翼退缩、鼻孔暴露增多的情况，需要再次修复。所以远期的鼻翼退缩是导致"年抛鼻"的一个重要因素，而忽略鼻翼形态的鼻整形，也在专业圈内被称为"中线"鼻整形。如何改善鼻翼退缩的专业详细内容参考《递进式软骨移植方案矫正靠近鼻翼基底的鼻翼退缩》（2019 年发表于《中华医学美学美容杂志》，作者徐航、倪云志、朱莎、杨硕、孟翻、夏璠）。

27. 肋软骨钙化了能做鼻整形吗？有什么风险吗？

切取钙化的肋软骨还是有一定的风险，同时钙化的肋软骨对于医生来说不容易塑形。对于未完全钙化的软骨，只要钙化点分布分散，未出现成块、成片的钙化，长度大于 3 cm，还是可以用于做鼻整形的。这种肋软骨反而在鼻整形中更稳定，不容易变形。

28. 鼻整形的手术切口是如何选择的？

鼻整形切口的选择分两类，开放式切口和闭合式切口。对于修复手术首选开放式切口。开放式切口常见的类型有倒 V 形切口、W 形切口、阶梯形切口等。对于修复案例来说，往往鼻小柱上已经有以前手术遗留下来的一条或多条切口痕迹。在设计修复手术的切口时，医生首要考虑的是皮肤血运的问题，血运会直接影响切口的愈合情况。鼻小柱的血运比较脆弱，因为只有上下两条血运通路，只要鼻小柱做过切口，来源于鼻小柱基底的血运已经被削弱。这时从鼻背来源的血运就尤为重要。这种鼻小柱切口的设计就不能距离鼻尖过远，否则切口末端血运就会受影响，导致延迟愈合甚至鼻小柱皮肤坏死。所以为了保证鼻小柱切口皮肤血运，有时不能选择原手术遗留下来的切口。（见图 1-2-17）

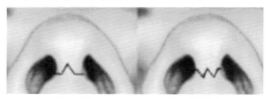

倒 V 形切口　　　　　　　W 形切口

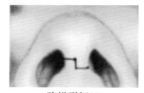

阶梯形切口

图 1-2-17

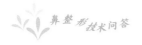

29. 膨体隆鼻术后鼻背高度的变化规律是怎样的?

鼻背膨体隆鼻整形术后鼻背高度一般在术后 12~36 个月最终稳定。一般将其分为三个时期:

（1）术后 1 个月以内：这段时间属于术后鼻背水肿早期，此时膨体还未被压缩，鼻背较最终效果偏高。

（2）术后 6~12 个月：瘢痕增生、软化及消退期。这个时期是膨体被压缩最主要时期，鼻背较水肿早期鼻背降低，逐渐接近最终效果。

（3）术后 12~36 个月：有些案例的膨体鼻背高度在这个时期也会有一定下降，尤其对于一些鼻背植入体从硅胶换成膨体的，或者一些皮肤组织偏厚的，除了与膨体压缩有关，还与组织完全消肿有关。

30. 可以通过什么方式知道自己做手术时需不需要鼻尖退缩矫正?

首先需要判断是否存在鼻翼退缩，判断标准如下：理想的鼻孔轮廓呈卵圆形，由鼻翼缘及鼻小柱皮肤和鼻前庭皮肤构成，经过卵圆形最前点和最后点所画的直线为其长轴，将鼻孔分为上下两部分，理想情况下鼻孔长轴到鼻翼缘或鼻小柱缘的最大距离应为 2 mm。若鼻孔长轴到鼻翼缘的距离大于 2 mm，则存在鼻翼缘退缩的情况，手术时需要调整鼻翼。（见图 1-2-18）

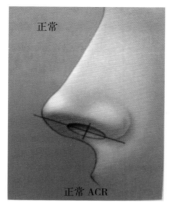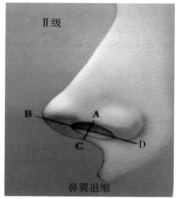

图 1-2-18

注：ACR 指 the alar-columellar relationship（ACR）鼻翼鼻小柱关系；AC 指鼻孔横轴；BD 指鼻孔纵轴。

31. 如何判定鼻翼需要外切还是内收？

（1）外切改善的是鼻翼外张（鼻翼弧度大，类似括号状态导致的鼻翼宽大）。（见图 1-2-19）

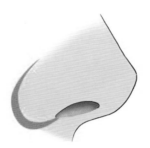

外切

图 1-2-19

（2）内收改善的是两侧鼻翼基底距离宽的问题，可以缩窄鼻翼基底，同时有缩小鼻孔的作用。（见图 1-2-20）

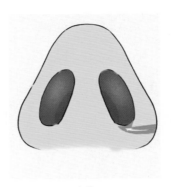

内收

图 1-2-20

有时术前不能完全确定需要内收还是外切，往往建议术前先制订外切方案，具体如何实施，由医生在术中观察确定，如果存在不外切会非常影响效果的情况时，再实施外切方案。如果求美者对于外切切口痕迹顾虑很大时，建议先行内收矫正，恢复半年后，再根据恢复效果确定是否需要外切。

32.想要驼峰鼻，能做出来吗？

能。一般通过鼻背移植物的雕刻实现。对于某些进行鼻背膨体移植的，术后早期呈现直鼻，因膨体压缩原因，远期可以出现小驼峰的外形。

33.改善露鼻孔，鼻翼缘退缩，会让鼻子变长吗？

鼻翼缘退缩后，视觉上正位鼻孔暗区减少，可在一定程度上产生视觉上的延长效果。这对于中庭或鼻子偏短，需要进行延长的案例，是十分有利的。但对于中庭、鼻子偏长的，要注意不要过度矫正鼻翼缘退缩。

34. 大鼻头存在露鼻孔需要矫正吗？会让鼻头看起来更大吗？

对于大鼻头，不建议完全矫正，因为大鼻头不缺圆润，缺的是精致。如果露鼻孔减少后，往往视觉上会有增加鼻头圆润度的效果，不利于大鼻头的缩小。

35. 为什么我刚开始是翘鼻，后面却变直了？

远期无论是直鼻还是翘鼻都和自身软骨的吸收程度有关。因为鼻整形远期鼻尖高度都会因软骨吸收而略有下降，所以医生在手术中，会将鼻尖高度适当"矫枉过正"，一般术后即刻会呈现微翘外观，以对抗远期软骨吸收引起的鼻尖高度降低。所以如果远期软骨吸收少的话就会偏翘，软骨吸收多的话就会偏直鼻，软骨吸收更多的话有可能就需要再补充软骨了。

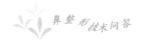

36. 鼻中隔不完整，如果需要再次调整会受影响吗？

在修复手术中，无论鼻中隔是否完整，都是可以通过相应的方式重新恢复功能和形态的。即便存在鼻中隔缺失，也可以利用鼻中隔重建技术矫正畸形，所以大家不必担心。这对于有经验的医生只是常规手术。详细专业内容参考论文《鼻中隔尾段前徙术在鼻尖成形中的应用》（2012 年发表于《中华医学美学美容杂志》，作者徐航）。

37. 鼻翼缘退缩的程度是如何区分的？

正面观：理想状态下，鼻小柱小叶角和鼻尖表现点之间的垂直距离应被通过或邻近鼻翼缘最高点的水平线均分。

侧面观：理想的鼻孔轮廓呈卵圆形，由鼻翼缘及鼻小柱皮肤和鼻前庭皮肤构成。经过卵圆形最前点和最后点所画的直线为其长轴，将鼻孔分为上、下两部分，理想情况下鼻孔长轴到鼻翼缘或鼻小柱缘的最大距离应为 1~2 mm。

利用长轴向上到鼻翼缘的距离和向下到鼻小柱的距离，将鼻翼缘退缩分为轻度、中度和重度。轻度：鼻翼缘退缩 2~3 mm；中度：鼻翼缘退缩 3~6 mm；重度：退缩超过 6 mm。

38. 鼻翼缘退缩如何矫正呢？

鼻翼缘矫正方法有多种。通常轻度鼻翼退缩采用鼻翼缘移植物（轮廓线移植物）或外侧脚盖板移植物来改善，中、重度鼻翼缘退缩采用鼻翼缘移植物与外侧脚盖板移植物联合应用改善，不过术前医生要先衡量求美者软组织松弛度及延伸度，如果软组织松弛度及延伸度差，则需牵拉鼻部软组织 3~6 月。

采用鼻翼缘移植物时，医生会尽量选择形态类似的软骨，避免发生鼻翼弧度差异化；将软骨前端削成斜面，便于植入；分离植入囊腔隙不宜过大，前庭皮肤不应过薄，以免影响血运；全段移植物应该在到达鼻尖最高点的穹隆之前停止，以防鼻尖增宽。

采用外侧脚盖板移植物时，根据皮肤情况调整移植物宽度及厚薄，避免出现鼻尖过宽或过窄、过厚或过薄；移植物边缘应削成斜面，防止鼻尖出现"阶梯样"外观；移植物尾端边缘超出外侧脚尾端 1~3 mm，达到下推外侧脚的目的；缝合时需轻度分离切口下唇，使缝合后前庭皮肤完全遮盖移植软骨，利于切口愈合。

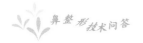

39. 选用肋软骨填充是不是可以让鼻尖变高?

鼻尖的高低一般和两方面有关:

(1)自身基础

表皮张力及衬里张力(如同一件衣服的表面和里子),越松弛的衬里、表皮,越可以获得大范围的鼻尖变化,鼻尖既可以高,也可以低。

(2)医生技术

鼻尖高低取决于医生对于鼻尖高度的把控。肋软骨因支撑力好,可塑性强,更有利于医生的手术操作,对于经验丰富的医生,可以更容易控制鼻尖高度。

总之,对于亚洲人鼻整形,肋软骨是鼻尖塑形材料的较好选择,在表皮、衬里足够松弛的情况下,鼻尖高度选择范围可以很大,既可以塑造自然妈生鼻,也可以塑造混血高挺鼻。

40. 肋软骨隆鼻容易弯吗?

自体肋软骨是鼻整形中常见软骨移植材料。肋软骨鼻整形分为半肋(鼻头、鼻翼塑形)和全肋(鼻头、鼻翼塑形,鼻背抬高塑形)。

肋软骨对于亚洲人种鼻整形,尤其在修复鼻整形中,是鼻头、鼻翼及鼻尖支撑结构成型的较好材料。但是很多人担心肋软骨后期的偏曲问题,一般来说,用于鼻尖支架结构成型及鼻头、鼻翼处的肋软骨多为薄片或小块移植物,这类移植物后期出现偏曲的概率较小。而对于用于鼻背抬高的移植物，因所需肋软骨移植物较厚、较长，这类肋软骨移植物弯曲的概率较应用于鼻头、鼻翼部分的更大。

简单来说，就是鼻背应用肋软骨相对鼻尖、鼻翼来说更易弯曲。

医生往往会用一些方法防治肋软骨偏曲。一般情况下，肋软骨的偏曲率不足10%，所以不必过分担心。

41. 鼻基底松解的目的是什么？

首先医生要知道，基底松解一般包括鼻翼基底、鼻小柱基底的松解。松解鼻基底对于鼻整形最大的意义在于释放软组织与深层结构的连接，削弱阻碍鼻尖抬高、延长的力量，软骨支架把鼻尖和鼻翼的软组织提拉起来，从而形成错位愈合，使鼻尖远期更为稳定，这才是这个手术项目的真正意义！而当鼻尖变化，尤其是抬高显著时，鼻基底会被携带抬高，可有改善鼻基底凹陷的作用。（详细专业内容可参考《鼻翼基底释放在鼻整形中的应用》，2018年发表于《中华医学美学美容杂志》，作者倪云志、徐航、杨硕、朱莎、孟翻）。

42. 鼻子可以反复调整吗？

肯定不可以。鼻整形存在一个度的把控，要严格地评估风险与效果之间的平衡，有些时候不是一定可以从6分到8分的。

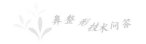
（1）对于明显瑕疵的调整

多数需要一个比较久的恢复期再行调整，尤其对于皮肤张力大的案例，建议恢复6个月以上。术前要和医生仔细沟通，尤其对于多次修复的案例，如果期望的效果确实是医生不易达到或者存在严重的风险，建议慎重选择。

（2）对于不明显瑕疵的调整

如果能够通过小的调整来改善最好，如果不行，那修复时要和医生反复沟通，如果说是修复后可能有确切的改善，那就去做。如果医生告诉你，这个鼻子再修复，没有太大意义及上升空间，而且还有可能出现比较严重的风险，建议就不要再修复了。

一个变化可能会带来其他更不理想的效果。例如：对于介意露鼻孔的同时又怕鼻头显钝、显长的，在矫正前要明确主要目的再行手术。要记住介意的点之间不要有矛盾，不然永远达不到想要的效果。

世界上本身就没有完美，切记！

43. 如何区分单纯隆鼻和鼻综合？

单纯隆鼻，顾名思义就是一隆了之，只是通过假体把鼻梁抬高，对于鼻尖的塑形效果不理想。鼻综合指的是不只鼻梁抬高，还有鼻尖整形，通过自体或者异体材料构建支架，抬高、延长鼻尖，对鼻梁和鼻尖进行整体塑形。

44. 鼻子软骨支架稳定一般需要多长时间？

鼻子形态完全稳定一般需要 1~2 年，在这期间软骨支架需要和软组织、皮肤完全贴合，适应皮肤张力；无论是静态还是做表情时，让皮肤的下压力和软骨的支撑力达到一个平衡。

45. 什么是伪鼻综合？

以软骨包绕 L 形假体的转折处进行鼻子塑形的操作通常被称为伪鼻综合。这种方法的原理是利用 L 形假体短臂的力量支撑鼻尖，但对于皮肤张力大的鼻头塑形很难达到理想的效果，而且有远期假体穿破鼻尖皮肤的风险。所以这种方法医生不推荐。（见图 1-2-21）

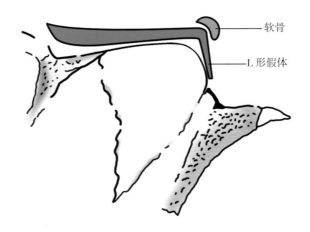

软骨

L 形假体

图 1-2-21

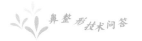

46. 夹捏鼻是怎么形成的?

鼻尖夹捏分为鼻尖上区、鼻尖区和软三角区夹捏。(见图1-2-22)

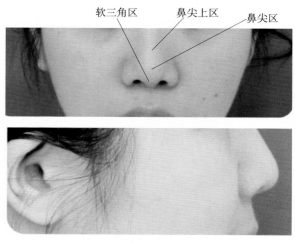

图 1-2-22

夹捏鼻的形成源于鼻尖到外侧脚鼻翼的落差过大,但不是所有夹捏鼻都不好,对于大鼻头,夹捏鼻反而会显得鼻尖精致一点。

47. 为什么初鼻不用耳软骨呢?

首先,鼻部手术选择用什么软骨移植,是根据术前自身基础以及求美者自己术后希望达到的预期,还有医生个人的习惯和能力来决定的。

(1)如果术前皮肤张力大、鼻头肥大明显、鼻翼缘退缩明显、歪鼻明显等术前基础较差的求美者应选择肋软骨。

（2）术前基础条件一般，但是术后希望达到高挺效果的求美者，也宜用肋软骨。

（3）耳软骨发育不太好的求美者，也宜用肋软骨。

现在很多医生不用耳软骨的一部分原因是耳软骨往往比肋软骨更难把控。

三、心理辅导类

1. 周围人的意见重要吗？

　　有些人在鼻整形术后恢复期心理比较脆弱，容易受到周围人的影响，原本术后自觉效果挺好，但是因周围人的评价，就会改变自己的看法。医生发现，周围人有时会把鼻整形术前与术后变化大，理解为不自然。有时因为不了解鼻整形近期与远期的变化，也会把术后早期（6个月内）鼻子肿胀，鼻尖、鼻背高认定是不自然。所以建议求美者要大致了解鼻整形的变化规律，如果术后6~12个月还觉得形态不够好，再联系你的手术医生。

2. 为什么会出现术后一年鼻部形态发生变化的情况？

鼻整形手术因水肿、增生消退及软骨、软组织吸收的原因，近期、远期形态存在差别。往往早期鼻尖会高、大，远期鼻尖下降、变小、变精致。很多求美者更追求近期效果，而有经验的医生追求的是远期效果，尽可能避免术后一年鼻部形态发生较大变化。这种矛盾不可调和，源于对专业知识了解的信息不对称。虽然医生在术前反复沟通告知鼻整形一定需要半年至一年，甚至更长的恢复期，且早期与远期存在变化。可是很多人却无法接受，中途会选择再次修复。所以术前和医生的沟通很重要。

3. 为什么有的人会越整越难看？

现在很多想整形的人都是整个面部分开做，全世界地做功课，去国外填个额头，网红医院做个鼻子，再去国外做个眼睛，楼下美容院打个花瓣唇，或者哪家特价再做个什么，每个地方医生的审美都不一样，混搭得一塌糊涂。

并不是所有部位单看起来符合市场上的美学标准，组合到一起就会好看。只有审美好，并且结合自身特点、整体协调的脸才会自然好看。

第二章

鼻整形术后的
相关问题

1. 鼻整形术后出现血肿正常吗？

鼻整形术后出现血肿是一个常见的术后并发症，但对于求美者来说是很难理解的，那么鼻整形中有哪些原因可能会出现血肿？

（1）贫血或凝血功能异常等血液方面疾病易导致术中弥散性出血和广泛性渗出增多，术后因凝血机制差而不易凝血，容易出现迟发性出血。

（2）修复鼻整形手术，尤其对于鼻部多次手术者，鼻部瘢痕明显时，因瘢痕组织粘连紧，分离时易导致术中出血多、渗出液增多。具体情况因个人体质不同，而有所差异。

（3）术中取注射物或硅胶包膜等增生性瘢痕组织，因组织分离的范围大、层次多，尤其在鼻根处比较深的部位，不易止血，易导致术后血肿。

（4）皮肤组织比较厚的求美者在术中及术后渗出较正常皮肤多，尤其是去除部分皮下软组织后，渗血明显增多。

（5）处于月经期：凝血功能减弱容易导致出血。

（6）术后不正确护理、大量活动、埋头较久，或鼻部受到碰撞导致鼻部出血。

还会有一些其他因素导致的术后血肿，无论何种原因，请一定及时联系你的手术医生。

2. 术后出现血肿会有什么影响？

感染：血肿是血液聚集导致，而血液是细菌最好的培养基，鼻整形手术属于二类切口手术，一旦有细菌过度繁殖，就会易引发术后感染。

增生：血肿的转归是机化，机化后会加重瘢痕增生，导致局部形态不佳，皮肤及皮下组织增厚。

3. 鼻整形术后发生血肿应如何处理？

如果自己发现鼻部短时间过度肿胀，切口渗血，引流管的引流量过多，鼻部有过度肿胀感等情况，那就可能发生血肿，及时联系医生，同时将头抬高，冰敷鼻部。

在医生的指导下，会有几种处理方案：

（1）积血量较少者：一般只需进行鼻部加压包扎，防止其进一步加重，待其自行吸收即可。对于少量血肿，可以通过挤压的方法将积血从切口排出，或者用 5 mL 或 10 mL 空针负压抽吸出积血，然后在鼻部垫纱布卷，用胶布、夹板加压包扎。

（2）积血量较多者：对于渗出明显的，尤其皮肤厚的类型，可以放置引流管或留置针，进行负压引流。对于有明显延迟出血的情况时，需要再次清创止血，同时全身应用止血药。

4. 鼻整形术后切口为什么会出现延迟愈合？

（1）鼻部切口皮肤张力过大，强行拉拢缝合，会出现切口愈合不良。

（2）多次修复、鼻部切口皮肤软组织血运差的求美者容易出现切口延迟愈合。

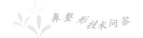

（3）恢复期切口中如有软组织或者软骨嵌顿在切口，阻断了皮肤的连续性，也易出现切口延迟愈合。所以在缝合术中及术后恢复期需要医生仔细查看。

（4）术后血痂或鼻腔分泌物也会影响愈合，所以求美者需遵守医嘱，及时清理伤口血痂，同时在换药时医生一定要仔细认真地清理伤口。

（5）对于某些张力大的案例，术中切口无法完全对合缝合，为了鼻部外形美观，需要经多次换药使切口愈合。

5. 鼻整形术后为何会鼻子偏斜？为什么有些鼻子不能完全矫正？

（1）骨性原因：鼻子的骨性结构偏斜往往与先天发育有关，可通过截骨适当矫正。对于骨性鼻背过于偏斜的，有可能无法矫正完全。

（2）软骨性原因：多和鼻中隔、鼻尖的支撑结构、鼻尖移植物有关。往往可能与先天发育及手术原因都相关，大部分可矫正，但对于梨状孔偏斜或左右鼻孔差别较大的类型有可能无法完全矫正。

（3）鼻背移植物：鼻整形术后早期，尤其2周内是不稳定期，该时期容易出现鼻背移植物移位，但大多数都可以通过手法复位扶正。

（4）水肿、增生：鼻背两侧肿胀、增生程度不一致时，可导致视觉上鼻梁偏斜，一般水肿消退、增生缓解后可逐渐改善。

（5）骨相决定皮相，面部骨骼不正、偏斜过大的时候，

往往这类鼻子无法完全矫正。（图 2-1-1）

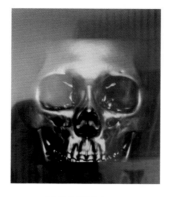 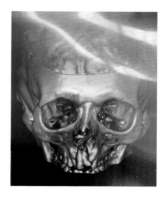

正常头部 CT   偏斜的梨状孔

图 2-1-1

6. 为什么鼻整形术后鼻梁会出现偏斜？

（1）术后早期，鼻梁腔隙还未完全愈合，鼻背假体或者移植物容易受头部体位影响出现偏斜，如侧睡、过度低头等。

（2）术后两侧水肿不同，过于肿胀的一侧把假体推向另一侧。

（3）两侧水肿程度不同导致视觉偏斜。

（4）对于应用肋软骨的案例，有可能出现肋软骨的卷曲而出现偏斜。

（5）存在无法完全矫正的情况（见第二章第5问）。

（6）手术相关原因，外夹板固定错误或者不牢靠。

（7）其他意外原因。

7. 如何判断鼻梁偏斜？

鼻梁偏斜包括假性偏斜、真性偏斜。在术后早期，水肿较明显，会有两侧肿胀不一致的情况，视觉上有可能出现偏斜，尤其对于原始基础不对称的，更容易出现偏斜。

常规判断偏斜的方法：医生或者求美者自己用双手从上而下，从中间到两侧均匀触摸鼻梁假体是否偏斜，两侧是否对称。但该判断方法对于本身存在鼻背骨、软骨或软组织不对称的无效，不能作为评判偏斜的唯一标准。因为对于存在术前两侧不对称的，有可能需要将假体两侧雕刻得不对称，以获得外观上两侧尽可能的对称。

术后 2 周内，对于水肿或移植物移位引起的偏斜，可以通过手法复位和外固定矫正。

8. 鼻整形术后会不会出现眩晕等不良反应？

鼻整形一般不会导致眩晕，但在平时，有些人在久坐突然站立的时候会出现眩晕的状况，这叫作体位性低血压。主要是因为当姿势改变时，比如由坐位变成站立位，或躺位变成站立位，造成的一过性脑供血不足，从而出现站不稳、看不清，甚至眩晕的情况，严重时会出现昏倒的情况。术后如何避免出现这样的情况？

（1）合理饮食，避免饮食过饱或过饥，避免低血糖，进食后不宜立即起立和从事体力活动。

（2）在起立或起床等体位改变时，动作应缓慢。

（3）不要在闷热或缺氧的环境中站立过久。

（4）手术后尽量减少紧张、焦虑情绪。

9. 鼻整形术后会很疼吗？一般会疼多久？

鼻整形术后鼻部一般不会疼，但是因为肿胀会有胀感，鼻腔呼吸不畅，会有一种像感冒的不适感。耳软骨切取后一部分人会有疼痛感，主要因为为了防止出血，耳软骨加压包扎导致，或者切取耳后筋膜导致，大部分会持续 1~3 天。肋软骨切取后大部分人都会有疼痛感，主要是体位变化时肌肉和软骨的牵拉痛，这种疼痛术后 2 天内最为明显，2 天后逐渐减轻，7~10 天基本缓解（不同医生的操作和个人耐受性的不同，时间会有不同）。在术后 1~3 个月，受瘢痕期影响，偶尔出现术区牵扯痛，多在咳嗽、剧烈运动时发生，此为正常现象。对于术后疼痛者可以遵医嘱选择口服止痛药。

10. 鼻整形术后，为什么会有鼻梁或者 鼻尖发红的现象？

鼻梁或者鼻尖发红是鼻整形术后常见的问题，主要是因为皮肤过薄、皮肤张力过大（皮肤过紧）、皮肤血运差、毛细血管扩张导致的。多见于反复修复、鼻梁要求得过于高挺、鼻尖要求过长过高、鼻子整体要求过于夸张、鼻畸形及鼻部皮肤过薄、过紧的人群。（见图 2-1-2）

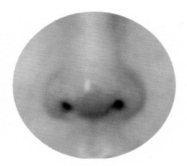

图 2-1-2

11. 有没有办法减少鼻梁及鼻尖发红的现象?

（1）针对鼻部多次修复、瘢痕重、鼻部皮肤紧的人群，医生都会建议先牵拉鼻子3~6个月。待鼻子皮肤拉松了以后，再做手术。

（2）术中针对皮肤薄的人群，医生会放置一层或者多层软组织移植物，对于用肋软骨做移植材料的，软组织移植物通常为软骨膜，增加皮肤的厚度，减少后期发红的概率。（图 2-1-3）

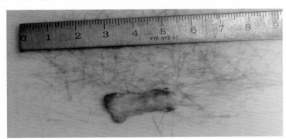

图 2-1-3

（3）术后酌情输入活血的药物，改善鼻部皮肤血运。

（4）对于血运差的人群，可以通过吸氧、局部皮肤使用烤灯来改善。

（5）术后鼻尖发红，甚至发青，都是鼻整形正常的情况。大部分求美者术后6个月后，发红、发青会慢慢缓解。

但对于皮肤过薄，尤其是多次鼻整形修复导致的，有时也会出现恢复后鼻尖肤色与正常略有不同的情况。还有些求美者如果存在假体长期顶皮肤，该处皮肤发红现象可能会一直存在。

12. 鼻整形术后发热是什么原因？

手术后体温的变化和机体的自身调节有关，手术后发热分为两类：非感染性发热（术后吸收热）和感染性发热。

（1）非感染性发热：属于术后正常机体反应，是无菌性坏死物质的吸收引起，和手术及组织移植有关。

（2）感染性发热：各种原因致使病原体侵入切口引起感染可导致发热。鼻整形属于二类切口手术，因为鼻腔结构复杂且和咽腔相连，无法消毒完全，所以术中会填塞鼻腔，采用全麻插管，尽可能减少术中感染风险。术后填塞确切、防止血肿、加强切口换药、促进愈合，可减少术后感染风险。尤其对于一些多次鼻整形后或体质较差的求美者，更需格外注意。

那它们两者之间有什么区别呢？

非感染性发热的表现：血常规正常，通常在术后3天内发生，且体温一般不超过38℃，3天之后体温逐渐降至正常。

感染性发热的表现：术后第4天开始基础体温持续升高，超过38℃，持续不退，且可能伴有红肿、疼痛，白细胞增高，浑身酸痛、出汗、脱水的症状。

针对两种发热的预防措施：

1）针对非感染性发热

（1）术前需要测量基础体温，评估求美者的身体情况及营养状况。

（2）术中全程监测体温变化。

（3）消毒时保证皮肤的温度及室内温度适宜。

（4）术后及时补充营养及水分。

2）针对感染性发热

常规术前化验检查，如果化验结果显示免疫力低，建议暂缓手术。

术前预防性用药，术后预防性用药来预防感染。术中建议采用全麻插管的麻醉方式，术后加压包扎，加强换药。

针对两种发热的治疗处理：

1）针对非感染性发热

可给予物理降温，比如冰敷或酒精擦拭。增加水的摄入量，加快机体的新陈代谢。

2）针对感染性发热

如果确诊为感染性发热，那么可积极抗感染治疗。如果发生感染，通常的处理方式是：

（1）全身予以静脉滴注抗生素。

（2）取出植入的异体或者假体材料，甚至移植软骨，进行鼻部彻底清创。清创时可在鼻部放置双引流管，一个引流管冲洗，一个引流管引流，减少细菌数量。

（3）同时取引流液行细菌学培养及药敏试验，选择合适的抗生素，必要时可行血培养。

$13.$ 如何预防切取耳软骨后的耳朵变形？

耳软骨比较软或术中切取比较多时，有可能会出现耳朵轻微变形，在耳朵伤口愈合之后可以佩戴耳模塑形，一般建议佩戴 3~6 个月，防止后期变形的问题。耳模需要在术前制备。（图 2-1-4）

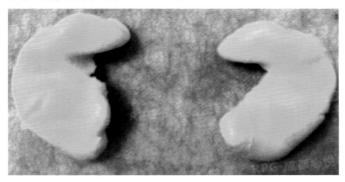

术前制备的耳模

图 2-1-4

14. 术后鼻子不通气正常吗？

首先水肿因素导致的通气问题一般术后 6 个月后基本正常。

但也可能存在下述常见原因：

（1）术前存在鼻中隔偏曲、歪鼻：偏曲矫正后，有可能出现一侧鼻孔更通气，另一侧通气不顺畅。可待鼻整形恢复后到耳鼻喉科做通气不畅侧的下鼻甲处理，改善通气。（若因通气不畅对工作、生活造成巨大影响，即使处于恢复早期也应及时于耳、鼻、喉科专科就诊。）

（2）鼻整形中皮肤张力大的，往往鼻尖的软骨支架、鼻中隔受力会增加。如果鼻中隔强度不足，易出现鼻中隔偏曲而导致呼吸不畅，但是这种情况多见于耳软骨鼻综合案例，因为耳软骨较软，对于肋软骨鼻整形术后不太容易出现。

（3）软骨支架过厚影响通气，如果确诊，只能手术调整。

15. 鼻整形术后鼻子被撞了会有影响吗？

如果无特殊症状，一般不会有影响。如果出现明显肿胀、偏斜、凹陷等要及时联系你的手术医生进行复查。

16. 鼻整形术后有可能出现嗅觉减退吗？

通常情况下鼻整形术后早期可能会有一定的嗅觉减退。主要原因有：

（1）黏膜的水肿压迫嗅神经。

（2）伴随鼻腔的堵塞对嗅觉造成一定的影响。

（3）鼻整形后，鼻拱的穹隆处被拉高变窄，导致流经嗅区的气流的减少，导致嗅觉减弱。

一般术后早期的嗅觉减退是暂时的，无须特殊处理，求美者无须惊慌。这种情况一般会在术后 3~6 个月自行逐渐缓解。因为嗅区位置较高，鼻整形手术中很少会触及，所以鼻部手术后远期出现嗅觉障碍的情况非常的少。国内外文献中这样的病例也非常的少，但是确实会有手术后远期存在嗅觉减弱或者丧失的情况出现，但往往是因为求美者同时伴有上呼吸道感染的病史。所以也有学者认为嗅觉减退和流行性感冒病毒感染有关。

17. 鼻整形切口愈合不良，多见于哪些部位呢？

鼻孔内穹隆附近切口、鼻小柱切口、鼻前庭切口。

18. 切口愈合不良，延迟愈合将会带来什么样的后果呢？

（1）瘢痕明显。

（2）形态受损。

（3）长期不愈合易导致感染等。

19. 引起切口愈合不良的常见因素有哪些？

（1）多次修复，鼻部皮肤薄，皮肤血运欠佳。

（2）鼻部切口两侧皮肤过紧，导致缝合后切口张力过大。

（3）软骨、筋膜等软组织外露，或异物刺激。

（4）局部炎症。

（5）护理不当：血痂及分泌物没有及时清理掉，导致切口无法正常愈合。

20. 为了避免切口出现愈合不良都需要做什么呢？

（1）针对皮肤张力大的求美者，听从医生建议术前牵拉鼻部皮肤，增加皮肤延展性。在术后配合医生治疗，改善鼻部血运。

（2）对于存在局部组织缝合时张力大的情况，应配合医生检查，特别关注是否有筋膜或者软骨外露。

（3）配合医生换药时彻底清除切口周围的血痂及分泌物。

（4）配合医生局部切口定期消毒抗菌处理。

特别说明：遇到切口愈合不良的情况，需保持良好心态，及时积极与自己的主刀医生沟通并配合治疗。

21.鼻整形术后鼻腔出血正常吗？

（1）鼻整形术后早期鼻腔填塞膨胀海绵，由于长时间的压迫，有可能出现黏膜破溃出血，待黏膜恢复后，情况好转，可遵医嘱涂抹药膏保持湿润。

（2）鼻整形术后早期切口未愈合时会有一定渗血。

（3）鼻整形术后早期在截骨术后，鼻腔内黏膜有可能有损伤，有出血现象。一般会做深部填塞压迫止血。

（4）术后恢复期用棉签清理鼻腔时，不正确清理方式或次数过频导致鼻腔出血。

（5）鼻整形的中远恢复期,有可能出现鼻腔内出血。因为鼻腔内血管分布丰富,恢复期时鼻腔黏膜的分泌黏液的湿润功能减弱。呼吸时,空气气流易使黏膜变得干燥,导致鼻黏膜上的血管破裂出血。这时可遵医嘱涂抹药膏,保持黏膜湿润。

如果在术后早期出现鼻腔出血，请联系你的手术医生，如果中远期出现鼻腔出血，处理方法同正常鼻出血方法一样，压迫填塞就可以了，若严重仍需及时就医。

22.为什么鼻整形术后假体会晃动？

主要有以下几种原因：

（1）术前自身的鼻梁过窄，将假体置于窄的鼻背上，易不稳定。

（2）多次鼻整形后，尤其原始鼻梁就晃动的，调整后易晃动。

（3）自身鼻背有小驼峰，没有去掉，术后假体有可能出现"跷跷板"畸形。

（4）假体置入的层次过浅。从目前的鼻整形技术来看，这种情况几乎不可能出现。

（5）鼻背腔隙剥离过大，早期固定不稳定。

23. 如何防止假体晃动?

1）将假体固定于鼻背。

2）将假体腹侧面固定成弧度更大的U形，或做划痕。

3）通过胶布和夹板加压固定，减小腔隙。

4）术前是硅胶假体，再次调整尽可能去除原有包膜（这个操作较难，尤其对于鼻根处，因为操作入路太长）。

5）将硅胶更改为膨体植入。

（1）建议选择大孔径膨体植入。孔径大于60 μm，术后组织更快长入。

（2）建议选择表面采用模压工艺的膨体材料，这种材料一般表面积更大，术后组织能更快长入。（图2-1-5）

图 2-1-5

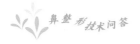

24. 为什么鼻整形术后假体可能出现偏斜?

（1）对于原始鼻梁骨性结构居中、两侧基本对称的：术后即刻没有问题而术后恢复期出现不正的现象，是因为植入鼻梁假体时，往往要剥离一个腔隙，这个腔隙往往要比鼻梁移植物大一些。所以术后早期体位不正时，假体易移位而出现偏斜。如果出现偏斜，建议2周内及时找到手术医生，手法复正即可。

（2）对于原始骨性结构不居中、两侧不对称的：这种类型鼻背有时受原始鼻背影响无法做到完全正位。

25. 鼻整形术后为什么笑起来上唇有横线? 这种情况正常吗?

术后笑起来上唇有横线，是因为笑的时候，口轮匝肌两侧向上收缩，而靠近鼻小柱基底部分的口轮匝肌被鼻尖支撑移植物顶住无法上移而产生折叠，就有可能在上唇形成一道横线。尤其对于需要矫正鼻小柱退缩的案例，更易出现。

所以对于需要进行鼻小柱向下延长，矫正鼻小柱退缩的求美者，术前一定要想清楚，能不能接受这道横线？而且即便没做过鼻整形，对于鼻中隔发育好的人也会在笑的时候上唇出现横线。

26. 术后鼻子摸着不平整，但外观看不出来，这是什么状况？

正常人的鼻子在鼻背驼峰处和鼻背鼻尖的连接处摸起来都是不平整的。而对于鼻整形术后，往往在鼻背假体与四周的衔接处会有一定的边界，虽然看不出来，但这个是可以仔细摸出来的。对于鼻背移植物到鼻尖的过渡，也是可以摸出来的，因为鼻背假体是不能做到鼻尖的。很多人喜欢在衔接这个位置有一个转折，医学上称之为鼻尖上转折。当然，如果不喜欢这种转折，完全可以将鼻梁到鼻尖过渡做直，虽然外观看不出来，但是仔细摸还是可以摸到边界的。如果选用较好的膨体材料边缘会更平滑、过渡自然。（图2-1-6）

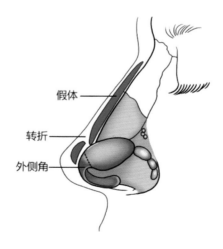

假体

转折

外侧角

图 2-1-6

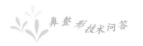

27. 术后鼻中隔夹板太紧了会不会夹伤皮肤？

会的，鼻中隔夹板佩戴时间久、夹太紧容易损伤皮肤或者黏膜，建议由医生来判断松紧和时间，不要自己随意调节，力度一定要适合，而不是越紧越好。

28. 术后鼻尖下降、下垂变长是不是还需要重新取肋软骨？

（1）首先要根据个人审美来做判定，如果下降的高度是自己喜欢的，不需要再取肋软骨调整；如果下降了很多，距期望鼻尖高度相差 3 mm 以上时，则需要用肋软骨做调整。

（2）鼻尖下垂后变长的，这种情况需要行鼻尖缩短术，可以在原有支架上去改善，可以缩短支架，把鼻尖原有的软骨移植物上移，使鼻尖的表现点上移，这样可以达到一个缩短的效果。

（3）如果鼻尖下降不多（1~2 mm），不需要加高太多的情况下，医生可以选择取少量耳软骨解决。

29. 为什么鼻整形术后经常打喷嚏呢？

经常打喷嚏在鼻整形术后早期是正常的，尤其对于术前就存在鼻腔敏感的求美者来说（例如过敏性鼻炎），术后更容易打喷嚏。主要原因是术后早期鼻腔黏膜因手术的原因肿胀、充血，尤其当有填塞物时，分泌物增多，鼻腔敏感，更易打喷嚏。恢复期过后，如果术前没有过敏性鼻炎的情况，一般会逐渐恢复正常。

30. 为什么鼻根在术后早期会比较高、宽？后期会降低吗？

早期鼻根高、宽是肿胀、增生所致，后期会降低。鼻部皮肤的特点是鼻根处软组织厚，鼻梁中段皮肤薄，鼻头皮肤厚。组织厚的地方容易水肿，肿胀的时间也偏长，增生也更明显。这就是为什么鼻根、鼻头的恢复期会比较久的原因。

对于早期鼻根高、宽的，可以进行一定的按摩，减少增生、水肿。不过要注意按摩应在医生指导下，在6周以后，避免导致局部水肿及鼻梁晃动。对于原始鼻梁窄的，不建议进行按摩，因为易导致鼻梁晃动。

31. 为什么鼻整形术后如果需要调整，调整时间建议在术后半年以上？

（1）对于皮肤厚、鼻头大或者是增生体质的求美者，随着肿胀、增生的消退，中远期形态恢复得越来越好。如果恢复到半年后鼻头依然明显肥大，可在医生诊断下行瘢痕针注射，如果效果不明显，可根据情况确定是否需要手术调整。

（2）近期的效果并不是最终效果，自体组织有一定的吸收率，常见的表现有中远期鼻尖高度会比早期有所下降。不管是否进行鼻翼退缩及露鼻孔矫正，往往鼻翼远期会较早期有一定程度的回缩，尤其是皮肤比较紧的修复案例更易发生。为了维持更好的远期形态，减少软骨吸收对形态的影响，医生会在术中适当"矫枉过正"，为后期软骨吸收下降预留空间。

（3）组织的修复需要时间。术后组织的修复一般需要 6 个月以上的时间，过早调整会使风险陡然增加。

32. 矫正鼻翼缘退缩、露鼻孔的情况为什么早期会显得鼻头不精致？

当鼻翼缘退缩、露鼻孔矫正后，往往会导致视觉上正位鼻头部分暗区减少，所以这种操作往往会使术后鼻头变得圆润。由于水肿逐渐消退及远期软骨吸收原因，鼻翼退缩的矫正效果在术后早期与术后 12 个月以上的远期是不同的。往往远期较早期会存在一定程度的回缩。所以矫正鼻翼退缩在早期需要一定程度的"矫枉过正"，虽然会显得鼻头钝，但随着恢复，慢慢地，鼻翼适当向上退缩后，鼻头会逐渐变得精致。

33. 术后鼻孔内靠近切口的地方有凸起，产生这种情况的原因是什么？该如何改善？

1）原因

（1）切口瘢痕增生。

（2）软骨原因：软骨异位或术前存在鼻翼缘退缩，术中矫正时，应用软骨移植物下推鼻翼缘，当皮肤张力大时，软骨移植物会略向鼻腔突出。

2）改善方法

（1）针对切口瘢痕增生造成的情况，随着时间推移可能逐渐软化，也可以由医生视情况注射曲安奈德进行软化。

（2）如果是移植软骨因素突出，随着水肿消退，部分案例会有好转。

（3）术后建议佩戴鼻翼支撑架，可以起到填塞支撑作用，改善鼻腔内凸起。

（4）术后恢复期牵拉按摩鼻翼，皮肤进一步松弛后，可以改善此类状况。

（5）对于矫正鼻翼缘退缩的案例，上述保守治疗改善不足时，可去除部分软骨移植物，但可能会影响鼻翼缘退缩的矫正效果。进行此类调整要考虑清楚，两者只能取其一。

这里有必要强调的是鼻翼缘退缩是鼻整形的难点，不易矫正，大多数术中要进行软骨移植。对于皮肤紧或反复手术的求美者需要矫正鼻翼缘退缩时，就有可能会出现这种情况。

34. 鼻整形术后如何快速消肿？

（1）饮食、体位：注意饮食、多吃富含蛋白质的食物，禁食过于油腻辛辣及其他刺激性较强的食物。同时尽量保持头高位。

（2）用药：遵医嘱适当应用消肿药物。

（3）术后禁忌证：术后早期，尤其术后1~2周禁止吸烟、饮酒及剧烈运动。

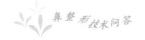

35. 如何区别水肿与增生？

医生可以从以下两方面来判断术后鼻头大是因为水肿还是瘢痕增生：

（1）时间：术后水肿高峰期在术后一周内，常见于鼻根和鼻头。而增生是在术后1~3个月，主要体现在鼻头圆钝、鼻尖表现点不明显。

（2）触感：水肿期皮肤按压较周围组织平滑而松软，放松则下压组织随之弹起；增生期的皮肤触感相对较硬，压之坚韧、硬实。

36. 术后鼻小柱瘢痕明显可以改善吗？

对于术后切口的恢复情况，不必过度担心，只要以前自身其他切口瘢痕不明显，大多数鼻小柱切口瘢痕也不会明显。如果在术前就存在从前手术切口瘢痕明显的情况，在张力不大、不影响血运和形态的前提下，可以做一定的切除、修整，改善瘢痕。

37. 膨体术后相较于硅胶更容易出现感染吗？

十几年前，手术环境和整形外科医技水平存在这样的情况，但近几年来都有了质的提高。尤其是大孔径膨体的问世，目前，膨体术后感染的现象已大大减少。

38. 听说膨体材料隆鼻术后容易出现收缩变形，是这样吗？

膨体材料具有微孔结构，术中处理不当时会出现收缩变形、鼻子变短的现象。但随着医技水平提高和富含全氟乙烯丙烯共聚物（FEP）的膨体问世，因FEP材料本身具有较低的拉伸强度及蠕变性，以此作为支架时，能有效降低材料植入人体后的变形。同时材料富含FEP，更使其做到了软硬适中。（图2-1-7）

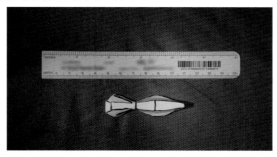

图 2-1-7

39. 人体组织长入膨体材料的微小结构中，想取出假体是不是很困难？

膨体材料有纤维结的存在，同时如使用了富含FEP的膨体材料，则植入后组织长入深度约1 mm。其不仅能有效固定假体材料且血运良好，又因组织长入与细胞长入有限，钝性剥离即可以完整取出。

同时，可有效避免膨体材料植入前手感柔软自然，植入后组织长入假体变硬的现象。

第三章

非手术类鼻整形的
相关问题

1. 线雕隆鼻是什么原理？

线雕隆鼻就是将有一定支撑力的可吸收线植入鼻部，早期靠线的支撑力抬高鼻尖的高度，利用线本身的体积，来抬高鼻背高度，后期植入的线被吸收，造成皮下组织增生，来维持一部分高度。线雕隆鼻可以避免手术外伤，恢复快，但对鼻部的外观改善有限。(图3-1-1)

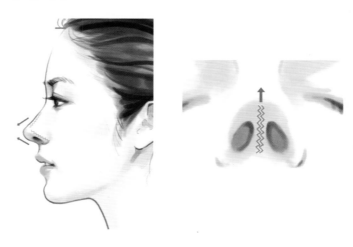

图 3-1-1

2. 骨膜贴片是怎么一回事？

骨膜贴片是一种注射物，是羟基磷灰石与玻尿酸的混合物。玻尿酸可吸收，但固形物无法完全吸收，并且不能完全取出。

第四章

鼻部皮肤的
相关问题

1. 鼻整形术前及术后鼻部长粉刺、黑头的原因及处理方法有哪些？

粉刺和黑头形成，是因为皮脂腺分泌油脂，而毛孔因各种原因堵塞，细菌滋生产生皮肤毛囊炎症。

1）鼻整形术前

由于内分泌紊乱、局部刺激等原因导致。若手术区域附近出现，可在医生指导下，清除脓点，碘伏纱布湿敷，治愈后方可手术。

2）鼻整形术后

（1）鼻部长痘痘的重要原因：由于胶布和夹板的外固定，鼻尖一直在分泌油脂，鼻尖又被胶布包着，无法清洗，容易造成毛孔堵塞。

（2）预防：①每次换药的时候，用双氧水棉签、盐水棉签清洗鼻孔和暴露在外面的鼻尖皮肤。②饮食方面注意忌辛辣刺激的食物。

（3）处理：如果是已经冒出了明显的小白点，那么就需要局部做好消毒，在医生指导下挑破它，然后表面涂一层消炎抗菌药膏。冒出很明显的黑头也是同样的方法，把黑头挑出来，消毒涂药膏，或者用碘伏纱布湿敷15~20分钟。

最后建议求美者术后一定要注意皮肤的清洁，避免污垢残存，造成毛孔堵塞。

2.长痘痘是不是容易造成膨体感染？还可以做鼻整形吗？

不必担心。只要确保手术时、术后术区周边无急性期的痘痘（急性期一般表现为刚发、红肿明显、有痛感、有脓点），则可以进行鼻整形手术，术后如果鼻子上起痘，不要用力挤压，可以在医生指导下用碘伏或药膏外敷治疗。

第五章

鼻整形术后的注意事项

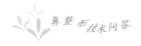

1. 鼻部切口正常多久可以拆线？拆线后多久可以接触水及化妆品？

（1）鼻小柱的拆线：在鼻小柱血运好、切口愈合良好的情况下，鼻小柱切口可以在术后5~7天拆线，如果血运差、切口愈合不良的可能会延迟到术后10天左右。

（2）鼻腔黏膜一般在1周左右可以拆线，很多求美者感觉鼻腔黏膜拆线时痛感明显，术中可以使用可吸收线缝合，术后就可以不用拆线，减少术后拆线的痛苦。

一般切口拆线后24小时后就可以正常接触水，建议拆线1周后，白天可以外用软膏类的抗瘢痕药物涂抹，晚上可以用外贴类药物敷贴，减少瘢痕增生；化妆需要避开鼻小柱的切口，拆完线就可以应用这些减少瘢痕增生的方法了。如果需要上浓妆的最好在拆线1周后。

2. 鼻整形术后切口应该怎么护理？

（1）鼻整形术后要严格按照医嘱护理。

（2）术后48小时内为肿胀最明显时期，可冰敷减轻肿胀；也可遵医嘱口服消肿药物帮助消肿。

（3）鼻腔内填塞物禁止自行取出，若有明显疼痛、不适时，请及时联系相关医务人员。

（4）用浸湿过生理盐水或眼药水的棉签清理鼻腔，

不要用不干净的物品接触鼻腔，比如手指、纸巾。很多感染是透过鼻小柱侧面黏膜从而上行感染的。

（5）适度清理鼻腔。鼻腔清理不够干净，鼻腔分泌物堆积，造成黏膜持续受压可继发毛囊炎、破溃。反之也要避免过度清洁护理，会造成鼻腔黏膜损伤。严重的会影响鼻腔黏膜的抵抗力，极容易引发毛囊炎或线头脓肿及黏膜破溃。

（6）术后1个月内避免剧烈运动（如跑步、打球等），避免佩戴框架眼镜。

（7）术后3个月内严格忌口，忌食辛辣刺激性食物及烟酒。

第六章

与鼻整形相关的
其他手术问题

一、关于脂肪填充的相关问题描述

1. 第一次脂肪填充可不可以多填一点？这样以后就不需要再填了？

（1）脂肪不是填充得越多越好，美丽的面容一定是凹凸有致，而不是包子脸。

（2）脂肪移植具有一定的成活率，脂肪细胞的成活与局部血运有极大关系，过多注射时，中间的脂肪细胞血运较差，容易坏死、吸收、钙化。

（3）正常剂量的注射，不会让面部显得过于臃肿，后续的填充是基于前次填充后的状态，进一步地修饰、调整，会让整体的调整更精确可控。

2. 身材胖瘦不同的人群，脂肪存活率会有差别吗？

（1）受区（接收脂肪细胞的部位）：不同人不同部位的脂肪成活率也不尽相同。一般来说眼睑周边部位移植成活率高，移植时会适当保守，而活动部位的脂肪成活率较低（比如太阳穴、鼻唇沟），血供不丰富的地方成活率也较低（比如下巴），这类部位会适当增加移植量。

（2）供区（提供脂肪细胞的部位）：不同部位的脂肪活性存在着差异，膝盖内侧的脂肪成活率最高，其次为大腿内侧和臀部。脂肪抽取后，如果脂肪在常温下暴露时间过长，会影响脂肪的活性，如需短时间存储，建议低温存储以提高成活率。

3. 做脂肪填充之前，医生需要溶解填充部位注射的玻尿酸吗？

尽量溶解后再进行脂肪填充，最好在填充前一周注射。原因是：

（1）有玻尿酸时，会影响医师对求美者自身情况的评估以及对后续方案的设计。

（2）玻尿酸对脂肪成活率有所影响。

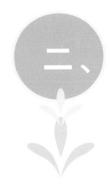

二、关于鼻唇联合手术的相关问题描述

1. 什么是鼻唇联合手术？

仅利用一个鼻唇联合切口，同时解决上唇、人中过长等唇部问题及鼻整形相关的问题。

2. 什么样的人适合做鼻唇联合手术？

对于拟行鼻整形手术的求美者，如果人中、上唇比例过长，一般大于 15 mm 时可以在鼻整形同时处理上唇，行鼻唇联合手术。

3. 鼻唇联合手术可以改善哪些问题？

上唇、人中过长，人中嵴、人中凹成型，鼻基底、鼻孔、鼻子形态、鼻唇角度等部位的相关问题。

4. 鼻唇联合手术的优点是什么？

（1）一项手术、一个切口同时满足有鼻整形及上唇、人中缩短的需求。

（2）切口隐蔽，术后早期即不明显。

（3）有利于塑造良好的鼻小柱上唇之间的角度。

（4）便于为鼻整形修复尤其是挛缩鼻修复，提供足够的组织量，增加手术安全性。

5. 什么是传统人中缩短手术？

人中缩短手术是缩短鼻底到上唇之间的距离，让面部比例看起来更加协调，术前需要测量切除的范围，传统手术方式是在鼻底下方，设计牛角形切口，去除一定皮肤和口轮匝肌，从而达到人中缩短的目的，但术后瘢痕比较明显，易出现鼻槛下移或缺失，鼻孔暴露增多的情况。（见图 6-2-1）

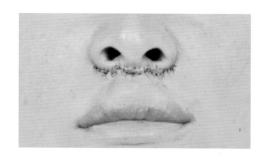

图 6-2-1

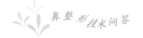

6. 如何利用鼻唇联合切口行上唇、人中缩短术？

通过双侧鼻翼基底外侧缘向鼻小柱方向的梭形皮瓣连接鼻小柱倒 V 形切口，去除白唇多余的皮肤，上唇肌肉及软组织缝合在鼻基底部，实现上唇缩短的目的。详细方法参考论文《保留鼻小柱基底切口法的改良上唇缩短术的效果》（2021 年发表于《中华医学美学美容杂志》，作者：倪云志、徐航、朱莎、杨硕、孟翻、闫娜、郎赟。）

7. 为什么传统人中缩短手术和鼻整形间会有矛盾？

因为传统人中缩短手术，切口的位置位于鼻槛下，这个位置的切口会影响鼻部来自下方的血液供应。所以如果做完人中缩短，近期再进行鼻整形手术，往往会增大鼻部软组织缺血坏死的概率，尤其对于修复鼻整形风险更大。所以，传统人中缩短手术后，往往建议手术至少间隔一年以后，再进行鼻整形手术。而进行鼻整形手术时也需要重点关注鼻小柱的血液供应，以免造成无法挽回的后果。

如果先做鼻整形手术，鼻子形态已经稳定，尤其鼻小柱、鼻基底、鼻孔暴露程度及鼻孔形状、大小等鼻整形相关结构都已经稳定，此时再行人中缩短手术，往往会导致鼻孔暴露增多，鼻孔、鼻基底、鼻小柱形态发生变化。所以传统人中缩短手术和鼻整形会有矛盾。（见图 6-2-2）

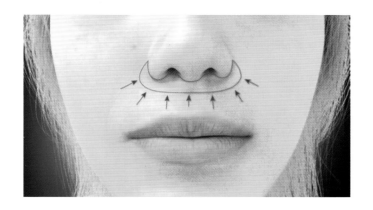

图 6-2-2

8. 什么样的求美者适合鼻唇联合切口上唇缩短术?

①单纯上唇、人中过长者;②人中凹、人中嵴不明显者;③上唇偏薄者;④短鼻畸形伴人中过长者;⑤鼻小柱短、瘢痕严重伴人中过长者;⑥鼻翼基底凹陷伴人中过长者;⑦鼻翼扩张伴人中过长者;⑧鼻小柱基底凹陷伴人中过长者。

9. 鼻唇联合切口上唇缩短术优势在哪里?

①切口隐蔽,术后切口瘢痕小;②可同时改变人中凹、人中嵴的形态;③可同时改变上唇的厚度及唇珠的形态;④可同时满足鼻整形和人中缩短的需求,不用区分手术先后顺序;⑤人中切口免缝合,最大限度地减少瘢痕的

形成；⑥塑造更完美的鼻唇角；⑦对于存在鼻翼基底凹陷的求美者，也可采用鼻唇联合的方式改善鼻翼基底凹陷情况。（见图6-2-3）

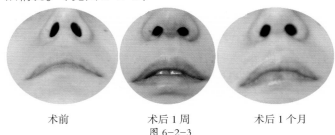

术前   术后1周   术后1个月

图6-2-3

10. 鼻唇联合手术可实施哪些项目？

上唇缩短、人中凹及人中嵴成型、鼻翼基底松解或填充、调整上唇翘度和鼻唇角等。

11. 鼻唇联合术后恢复期是否会延长？

不会。鼻唇联合手术和普通的鼻整形一样，术中要严格止血，术后加压包扎、换药、消肿、预防感染，通常也是在术后1周拆线。

12. 鼻唇联合手术切口瘢痕明显吗？

不必担心，鼻唇联合手术切口位于鼻小柱侧方及鼻槛与面部交接处，位置相对隐蔽，经历半年以上切口恢复后，正、侧、仰位瘢痕均不明显。术后不会再像传统上唇缩短手术切口一样形成明显凹陷性瘢痕。

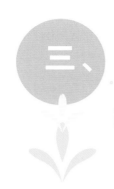

三、关于上唇、人中缩短相关问题描述

1. 上唇缩短可以缩短到什么程度？

通常上、下唇厚度比例接近1：2是相对理想的比例关系。亚洲人群唇部美学中，理想人中长度在12~15mm，临床中，实际留多少长度需参考医学美学、术前基础及个人喜好因人而异，通常术后可自然闭口为宜。当然也有特例，如有些求美者要求静息状态下暴露4颗牙（上齿中切牙及侧切牙），或暴露2颗牙（上齿中切牙），可适当多切除一部分。

2. 鼻唇联合切口上唇缩短和传统方法有什么区别？

切口隐蔽，恢复后正、侧、仰位瘢痕不明显。在缩短上唇、人中的同时，可以进行上唇小柱角度调整，人中凹、人中峭成型，上唇翘度调整等。术后不易像传统上唇缩短形成局部切口瘢痕凹陷。

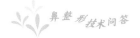

3. 上唇缩短后会影响表情吗？

术后早期（术后 6 个月内）因疼痛、肿胀、肌肉软组织瘢痕等因素会影响表情。随着手术恢复，局部不适感会逐渐减轻、缓解。

4. 上唇缩短会出现不对称吗？

手术中画线两侧都会经过精确测量，所以通常不会。少部分人群术前本身存在上唇甚至面部不对称的情况，这往往是先天解剖结构不对称所致，在进行上唇缩短过程中，会根据上唇两侧的实际长度，计划预留长度进行综合评估，进行不对称皮瓣切除以尽可能地达到两侧对称。不过对于术前存在较严重的不对称或较大范围的不对称性，如两侧口角差异较大的，手术本身对其的改善往往是有限的，这种情况通常需要联合口角提升的手术一起来改善。若因术后肿胀、瘢痕增生等出现两侧不对称情况，随着恢复时间的延长，这样的差异会变小，辅助局部按摩、加压包扎等措施可纠正大部分的不对称情况。

5. 上唇缩短可以和其他唇部手术同时做吗？术后如想做丰唇、漂唇、M 唇会有影响吗？

上唇缩短本身可实现上唇、人中长度的改变，同时进行人中凹、人中嵴的成型后可增加减龄感、乖巧感和俏皮感，同时，在一定程度上改善上唇翘度。该手术可以和厚唇改薄、M唇、口角提升等唇部手术项目同时进行；术后对丰唇（脂肪填充、玻尿酸填充等）、漂唇、M唇成型等手术不会产生影响；不过如果同期进行的手术项目越多，术后肿胀会更明显一些，恢复时间会延长一些，在上唇缩短手术后如想进行唇部其他项目的治疗，建议唇部消肿后恢复一段时间再进行，以免影响效果判断。

四、关于假体隆眉弓相关问题描述

1. 什么是一体式眉心、眉弓抬高术？

　　面部美学中，上庭的高点应该位于眉心、眉弓这条线，适当的眉心、眉弓高度可以使正位面部立体感更强，侧位额头到鼻子转角更自然。而亚洲人往往眉心、眉弓高度不足。一体式假体（图6-4-1），增高眉心、眉弓，可以一次性改善这个问题。

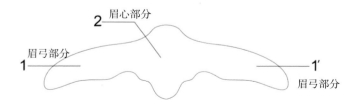

图 6-4-1

2. 一体式眉弓假体能做多高？

一体式眉弓假体是利用片状假体缝合制作的，所以理论上是可以无限叠加的。但具体高度需要根据每个求美者术前基础及个人审美确定，大多数眉弓抬高程度在2~6 mm。

3. 眉弓的切口选择？

单独做眉弓抬高手术，可以考虑眉中或眉下切口，如果做眉部相关提升手术，可以利用这类切口同时进行眉弓抬高手术。

4. 做完眉弓会移位吗？

一体式眉弓不会移位。因为一体式的眉弓增加了假体与骨的接触面积，而且术后会常规进行假体和骨膜缝合固定，所以不会移位。

5. 做完眉弓头皮会发麻吗？如果发麻会持续多久？

术中会根据求美者头颅 CT 及触诊结果，确定眶上神经孔的位置，然后在雕刻一体式眉弓的时候，在眶上神经孔处雕刻凹槽，避开眶上神经孔的位置，一般不会压迫、刺激神经，所以完全恢复后不会有明显的麻木感。而术后早期如果出现麻木感，主要是因为早期水肿压迫眶上神经或者滑车神经导致。随着水肿的消退，麻木感会逐渐消退。症状轻的求美者可能在半个月左右消退，重的可能在3~6月好转。

6. 一体式眉弓适合所有人吗？

一体式眉弓不是完全适合所有人，术前要根据求美者基础情况来看，如果眉弓很高、眉心低的，可以做眉心的假体，如果眉心很高、眉弓很低的，也可以单独做眉弓假体。

7. 如果眉弓不满意可以调整吗？好取吗？

眉弓不满意可以调整。因为一般膨体植入层次在骨膜下，易分离取出，便于调整。

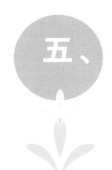

五、关于一体式鼻基底假体填充术的问题描述

1. 什么是一体式鼻基底假体？

　　一体式鼻基底假体的两侧形状类似常规鼻翼基底假体，中间有一个桥状连接（图6-5-1中的部分3），这类特殊形状的假体可以同时改善鼻小柱、鼻翼基底的凹陷。同时可利用中间的连接防止两侧移位。

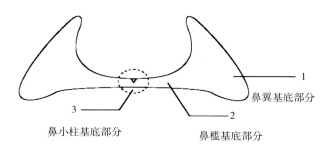

3 —— 鼻小柱基底部分

1 —— 鼻翼基底部分

2 —— 鼻槛基底部分

图 6-5-1

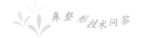

2. 一体式鼻基底假体能做多高？

根据每个求美者情况对鼻基底高低不一样的要求，医生可以做自然和突出的鼻基底假体；原因是一体式鼻基底假体是片状叠加，可以多次叠加。

3. 一体式鼻基底假体填充术的切口选择？

可以在口腔，也可以利用鼻槛切口。若需要假体较厚时建议选择在口腔内做切口。

4. 做完一体式鼻基底假体填充术，鼻基底假体会移位吗？

不会。传统的鼻翼假体移位多由于表情因素，易向外上方移位。一体式假体的两侧形状类似常规鼻翼基底假体，中间有一个桥状连接（图6-5-1中的部分3），这种特殊形状决定，即便在表情影响下，两侧的鼻翼基底假体也不会向两侧移位。

5. 做完一体式鼻基底假体填充术，鼻基底假体会改变鼻小柱上唇角的角度吗？

根据求美者术前基础情况，看看是否需要调整鼻小柱上唇角的角度，如果有需要，医生会增加假体在鼻小柱基底部分的厚度，如果不需要则可以削薄、削窄这部分假体。

6.做完一体式鼻基底假体填充术，鼻基底假体会影响表情吗？

术中在骨膜下剥离放置假体，对表情肌影响少，术后远期基本不会影响表情。术后早期可能会影响表情，原因在于软组织水肿期可能会有表情僵硬、不自然，随着水肿消退，绝大多数案例会在术后3~6个月逐渐恢复。

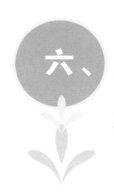

六、关于眼袋的相关问题描述

1. 内取眼袋是什么？适应证是什么？

内取眼袋，即结膜入路眼袋整复术，也就是大家常说的皮肤上不开刀的去眼袋方法，适用于无下睑皮肤和肌肉松弛，只是眶内脂肪较多的年轻人。

2. 外切眼袋的适应证是什么？

适用于下睑皮肤松弛、眼袋明显的求美者。

3. 结膜入路眼袋整复术的优缺点是什么？

优点：

（1）有效改善眼袋脂肪膨出。

（2）不需要分离眼轮匝肌，组织损伤少，出血少。

（3）皮肤外面没有切口，不存在瘢痕外露的情况。

（4）没有睑外翻、睑球分离、睑裂闭合不全等并发症。

（5）结膜切口小，可以不缝合或做连续缝合，拆线简易，愈合快。

缺点：不能同时进行皮肤和眼轮匝肌的处理，无法改善皮肤松弛，及进行"哭台"成型。

七、关于隆下颌假体选择的 相关问题描述

1. 隆下颌选用何种假体？

永久隆下颌材料一般选择膨体材料，硅胶材料使用较长时间后会出现压迫性骨吸收的现象。膨体材料质量轻，有微孔结构，血管和神经等组织、细胞可长入，血运良好，与下颌组织结为一体。目前较好的膨体材料富含 FEP，为大孔径，可抗变形、抗感染。

2. 感觉我是没有下巴的人，要怎么处理呢？

常见的四种手术方式（需根据下巴缺失的多少及软组织松弛度选择）。

（1）假体植入手术，同时配合颏旁、颏沟的脂肪移植（增加局部自然柔和过渡）：对于翘度、长度、圆润度缺失较多更推荐该方法，创伤相对小，效果确切。

（2）颏部截骨前移：下巴翘度、长度缺失较多，排斥假体植入的可以选择该方法，必要时结合一定的脂肪移植增加过渡。但该方法需截骨后钛钉、钛板固定，可改善多少翘度、长度受原有颏部骨骼及神经孔位置限制。

（3）单纯脂肪移植：对于缺失较少，追求全自体组织的，可以考虑该方法。但是塑形效果略弱，可能需要多次移植，对于软组织紧的不推荐。

（4）注射物局部注射：常用玻尿酸，适用于轻度的缺失。如大量注射有可能塑形欠佳，在中、重度案例，尤其下巴局部组织紧的案例，不推荐应用。

植入假体选择：一般有膨体、硅胶两种。对于假体的选择，就形态而言，并无显著差异，但硅胶远期易出现压迫性骨吸收；膨体因为相对柔软有一定压缩率，术后会有一定回缩，但过渡更为柔和自然。

3. 脂肪注射物用于颏旁、颏沟过渡的原因、必要性有哪些?

这两个部位填充脂肪可以让下巴过渡更为柔和、圆润。下巴两侧的颏旁位置有神经孔,其中有支配感觉的神经穿出。任何操作都不应该影响到神经。所以该位置不能以任何假体、截骨增加饱满度。但是脂肪移植或注射物一般不会影响到神经,因此可以利用脂肪、玻尿酸进行颏旁位置的填充。对于颏沟,往往在内面是齿龈沟或是口腔,无法用假体或截骨改善,只能用脂肪或者注射物进行过渡。